X线诊断报告书写技巧

周　军　范国光　主编

U0222913

化学工业出版社

·北京·

图书在版编目（CIP）数据

X线诊断报告书写技巧/周军，范国光主编. —北京：化学工业出版社，2015.6（2025.6重印）
（影像报告书写一点通）
ISBN 978-7-122-23769-9

Ⅰ.①X… Ⅱ.①周…②范… Ⅲ.①X射线诊断-报告-书写规则 Ⅳ.①R814

中国版本图书馆 CIP 数据核字（2015）第 084518 号

责任编辑：赵玉欣　　　　　　　　　　装帧设计：关　飞
责任校对：陈　静

出版发行：化学工业出版社（北京市东城区青年湖南街 13 号　邮政编码 100011）
印　　装：中煤（北京）印务有限公司
787mm×1092mm　1/16　印张 15½　字数 391 千字　　2025 年 6 月北京第 1 版第 9 次印刷

购书咨询：010-64518888　　　　　　售后服务：010-64518899
网　　址：http://www.cip.com.cn
凡购买本书，如有缺损质量问题，本社销售中心负责调换。

定　　价：49.90 元　　　　　　　　　　　版权所有　违者必究

编写人员名单

主编

周 军 范国光

副主编

黄立新 牛 昊 刘 屹

编写人员 （以姓氏笔画为序）

王 晋 王 悦 王丰哲 牛 昊 卞胜昕
白 硕 曲 源 刘 学 刘 屹 张 亚
范国光 罗 实 周 军 陶乙宣 黄立新
谢海涛

前 言

影像诊断报告书写是影像科医师日常工作的主要内容。影像报告是患者进行影像学检查所获得的最终结果，是临床医师为患者选择和制订临床治疗方案的重要参考。

一份规范的诊断报告应清楚写明检查设备、检查技术或程序，清晰展现出诊断者全面的观察和正确的诊断思路等。诊断报告能反映医学影像诊断的质量，诊断报告的规范化是医学影像诊断质量控制的前提。因此，熟悉并掌握影像诊断报告书写的原则及具体步骤非常重要，可最大限度避免误诊与漏诊，从而保证诊断质量。

《X线诊断报告书写技巧》以全身各系统为主线，全面覆盖临床常见多发病和部分少见病，在每章开头给出了典型影像层面的正常影像解剖图，方便读者将正常影像解剖与疾病影像进行对比学习；具体到某种疾病，设置了"临床线索""检查方法""X线征象""报告范例""报告技巧与提示"共五个栏目。特别值得一提的是，"报告范例"栏目采用结合临床案例给出影像报告的形式，为读者完整再现影像诊断及报告的过程。这是一本既可规范影像专业学生影像诊断报告书写，又可培养其影像诊断思维的参考书。适于医学影像专业学生、研究生，影像科室和临床科室低年资医师参考阅读。

在本书编写过程中，得到了中国医科大学附属第一医院、沈阳市第四人民医院临床工作一线的中青年专家的鼎力支持和帮助，在此谨向他们表示衷心的感谢。

周军　范国光
2015 年 9 月

目　录

第四章　循环系统疾病的 X 线诊断报告书写技巧 / 60

第五章　骨肌系统疾病的 X 线诊断报告书写技巧 / 99

第六章　消化系统疾病的 X 线诊断报告书写技巧 / 163

第七章　泌尿和生殖系统疾病的 X 线诊断报告书写技巧 / 199

第八章　乳腺疾病的 X 线诊断报告书写技巧 / 231

参考文献 / 240

第一章

X线诊断报告书写基础

一、X线检查报告的内容？

① X线检查一般资料，包括患者姓名、性别、年龄、科别、门诊号/住院号、X线检查号、检查日期、报告日期、检查部位、检查方法等。

② X线检查所见（诊断描述）。

③ X线检查印象诊断及建议。

④ 书写报告医师签名与审核报告医师签名及盖章。

二、一份高质量的 X 线检查报告的条件？

1. 一般资料（患者姓名、性别、年龄、科别、门诊号/住院号、X线检查号、检查日期、报告日期、检查方法、检查部位等）信息齐全、填写准确，并与申请单和所阅 X 线片图像上的信息一一对应。

2. 书写报告医生需仔细阅读临床医生开具的检查申请单，了解检查目的、相关临床资料、病史等，临床资料与病史不全时，应询问申请医生或患者、患者家属相关资料及病史；之后观察 X 线片质量是否合格（图像范围是否合适、患者体位是否正确、检查部位是否准确、左右是否正确、是否有伪影或外来影干扰等），如不合格，需说明原因，要求技师重新摄影。若由于患者病情原因不能重新摄片，而所摄 X 线片显示内容足够做出诊断时，需在检查所见一栏中特殊说明（如患者被动体位等）；如所摄 X 线片显示内容对诊断有明显干扰、影响诊断结果，并且不能重新摄影时，可建议患者复查。

3. X 线检查所见的相关描述因不同检查部位而异（后文将分类阐述），大体上应注意以下几点。

① 说明有无临床所疑疾病的表现或征象，回答临床疑问。

② 如发现其他异常改变时，则需正确、详细描述异常改变的部位、数目、大小、形态、密度，以及与邻近结构的关系等，目的是让别人在没有看到片子的情况下构想出片子上显示的情况，即"身临其境"之感，并对诊断有重要意义的征象做重点描述。

③ 要简明扼要地描述片中所见的应当提及的正常结构，这表明诊断医师已经注意这些部位，可以避免漏诊。

④ 复查患者的新片应与原片对比，写明是否有变化。

⑤ 在造影检查时还需描述造影剂的名称、剂量、用法，并在动态观察时准确描述动态

改变。

4. X线印象诊断及建议应包括以下几点。

① 当X线检查表现未见异常时，应为"正常"或"未见异常"。

② 当遇到病变时，具体分为：a. 定位诊断、定性诊断都明确，如"左侧气胸""右侧胫骨平台骨折"等；b. 定位诊断明确而定性诊断不确定时，应写明病变部位，指明病变性质待定或按可能性大小列出数种可能诊断，并提出进一步检查（其他影像学检查、增强检查、实验室检查等）建议；c. 诊断意见应按照病变危急程度与重要程度依次排列，应与检查所见的描述一一对应，既不能互相矛盾，又不能有遗漏。

5. 应有书写报告医师签名与审核报告医师签名及盖章。

① 审核报告医师签名应当为手写签名，盖章清晰；单人值班时书写报告医师除手写签名、盖章外，还应加盖"嘱患者于正常工作日来科审核"章。

② 书写报告医师在完成报告书写后，应再次检查各项内容，确认无误后，提交报告给审核报告医师。

③ 审核报告医师原则上要求年资高于书写报告医师，应逐一复审报告书各项内容，无误后，签字盖章，并准发报告。

6. 影像诊断报告要求用计算机打印。不具备打印条件的单位，书写时要求字迹清楚、字体规范、不得涂改，禁用不标准简化字和自造字。书写时要使用医学专用术语，要语句通畅、逻辑性强，并且要正确运用标点符号。

三、X线检查报告书写中经常出现的问题

① 报告中一般资料（患者姓名、性别、年龄、科别、门诊号/住院号、X线检查号、检查日期、报告日期、检查方法、检查部位等）信息与申请单和/或所阅X线片不符，这时需要查明原因，并及时改正错误信息，否则会引起不必要的麻烦，甚至重大医疗事故。

② 书写报告医师书写报告时没有阅读申请单，不了解临床医生要求及患者病史，或书写报告医师强行书写质量不合格X线片的报告，都极易造成误诊或漏诊。

③ "X线检查所见"一栏，在异常表现的描述中，出现诊断性术语，造成检查所见与诊断相混淆（如胸部正位片见双肺内见多发转移瘤，应为双肺内见多发散在大小不等类圆形阴影，边缘较光滑清晰；"双肺多发转移瘤"应写在"诊断意见"一栏而不是"检查所见"一栏）。

④ "X线印象诊断及建议"一栏，诊断与检查所见相互矛盾，或有遗漏，或疾病的名称不符合规定，有错别字、漏字及左、右写反，这些都会导致严重后果。

⑤ 书写报告与审核报告医师签名及盖章不全、不清。

第二章

头颈部疾病的
X 线诊断报告书写技巧

头颈部常用投照体位正常 X 线表现，如图 2-1-1～图 2-1-4 所示。

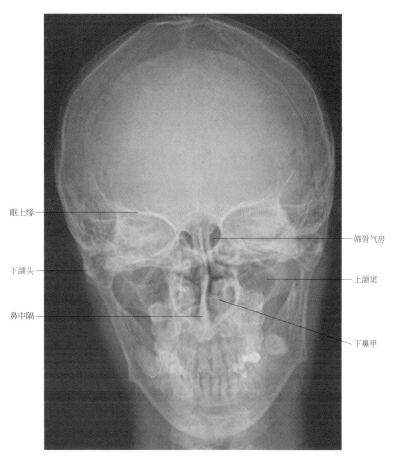

眶上缘　　　　　　　　　　　　　　筛骨气房

下颌头　　　　　　　　　　　　　　上颌窦

鼻中隔　　　　　　　　　　　　　　下鼻甲

图 2-1-1　头颅正位

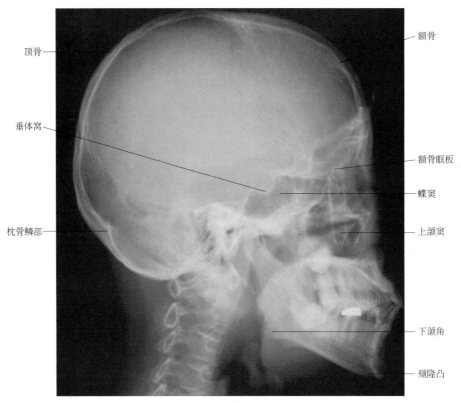

顶骨

垂体窝

枕骨鳞部

额骨

额骨眶板

蝶窦

上颌窦

下颌角

颏隆凸

图 2-1-2　头颅侧位

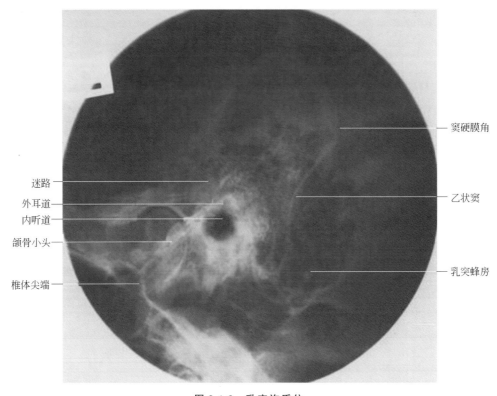

迷路

外耳道

内听道

颌骨小头

椎体尖端

窦硬膜角

乙状窦

乳突蜂房

图 2-1-3　乳突许氏位

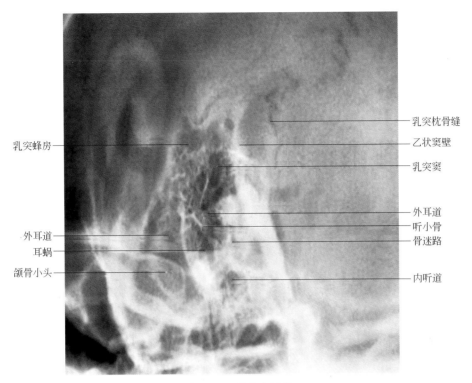

图 2-1-4 乳突麦氏位

乳突蜂房
外耳道
耳蜗
颌骨小头

乳突枕骨缝
乙状窦壁
乳突窦
外耳道
听小骨
骨迷路
内听道

第二节 眼眶骨折和眶内异物

一、眼眶骨折

【临床线索】

患者有眼眶钝性外伤史，并有局部肿胀、淤血、眼球突出或眼球内陷等体征，特别是皮下气肿时应高度怀疑眼眶骨折。儿童眼球垂直或水平旋转受限时，应怀疑 trapdoor 骨折。

【检查方法】

眼眶正位片、瓦氏位片。

【X 线征象】

① 直接征象：眶壁骨质连续性中断、成角或塌陷变形，以内侧壁、下壁骨折多见。

② 间接征象：骨折累及鼻窦时，气体进入眼眶时可见眶内透光度增高，鼻窦积血时可见鼻窦窦腔透过度减低。

【报告范例】

报告示范：右侧眼眶下壁骨皮质不连续，断端向下成角，同侧上颌窦透过度良好。左侧眼眶壁完整，未见明确骨折征象（图 2-2-1）。

【报告技巧与提示】

眼眶骨折以眼眶内侧壁、下壁骨折常见。眼眶内壁骨折时常表现为筛骨纸样板骨质中断、移位，出现双边征象，局部筛窦透光性差，眶内积气；下壁骨折时常表现为骨质中断、

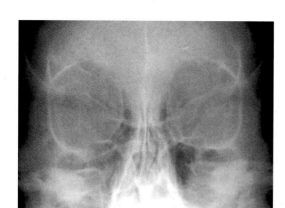
(A) 正位片

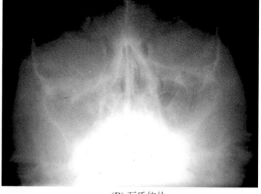
(B) 瓦氏位片

图 2-2-1 右侧眼眶下壁骨折

僵直、模糊不清或向下成角、移位，眼眶内容物随之疝入上颌窦，上颌窦可因局部黏膜肿胀、窦腔内积血使窦腔密度增高。

二、眶内异物

【临床线索】

患者有明确外伤史，常见皮肤穿通伤，出血和水肿；视力下降、眼球运动障碍和复视；当合并眶眶骨折或颅眶联合伤时，伴有颅脑症状。

【检查方法】

眼眶正位片、侧位片。

【X线征象】

① 不透光异物表现为类圆形、条形等形状的致密阴影。

② 多伴有眼球破裂伤改变，玻璃体积血时表现为眼球透过度减低，积气时表现为气体样透光区。

【报告范例】

报告示范：右侧眶内偏外侧可见一小类圆形致密影，直径约为 5mm，边缘清晰锐利，侧位片可见类圆形致密影位于眼球内，距眼环前缘约 15mm，周围眶壁骨质未见明显异常。左侧眼眶内未见阳性异物影（图 2-2-2）。

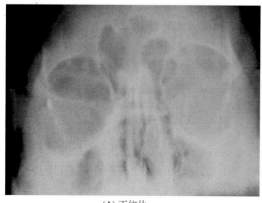
(A) 正位片

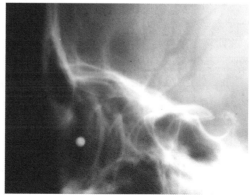
(B) 侧位片

图 2-2-2 右侧眶内异物

【报告技巧与提示】

首先通过 X 线眼眶正位、侧位观察有无异物，对于不透光异物（如铁等金属）平片显示为致密阴影，对于半透光和透光异物不易显示，如铝、石片、玻璃等，对于半透光异物可建议 CT 检查，对于透光异物除磁性异物外可以建议 MRI 检查。其次确定异物的位置，颞侧还是鼻侧，眼球内还是眼球外，深度多少，即距眼环前缘距离。

第三节　鼻及鼻窦疾病

一、鼻及鼻窦良性肿瘤

【临床线索】

鼻窦最常见的良性肿瘤是骨瘤，多发生于额窦，其次为筛窦、上颌窦。大多数无症状，为偶然发现。较大的骨瘤可引起阻塞性鼻窦炎或突入眼眶或颅内而出现相应压迫症状。

【检查方法】

克氏位片、瓦氏位片。

【X 线征象】

① 圆形、类圆形或不规则形、分叶状，边界清楚的致密影。

② 骨瘤较大时可伴有阻塞性鼻窦炎，相应鼻窦窦腔透过度减低。

【报告范例】

报告示范：左侧额窦内可见小类圆形骨性密度影，直径约为 8mm，其内密度均匀，边缘光滑锐利。余所示鼻窦窦腔透过度良好，窦壁光滑（图 2-3-1）。

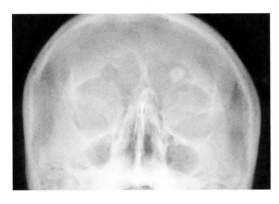

图 2-3-1　左侧额窦骨瘤（克氏位）

【报告技巧与提示】

骨瘤组织学分 3 种类型（密质骨型、松质骨型和混合型），X 线能提示骨瘤的分型，其中松质骨型 X 线片上可见骨小梁，混合型病灶周边密度高于中心，因为中心为松质骨，周围为密质骨。

二、鼻及鼻窦恶性肿瘤

【临床线索】

鼻窦恶性肿瘤主要为鳞癌，其次为腺癌。上颌窦发病率最高，其次为筛窦。典型临床表现包括面部肿胀、麻木、疼痛、鼻塞和持续血涕、牙齿松动、突眼、溢泪、头痛等。

【检查方法】

克氏位片。

【X线征象】

① 病变早期与鼻窦炎表现类似，表现为窦腔透过度减低，晚期可见不规则软组织肿块，周围骨质侵蚀破坏，广泛而不规则，多见于上颌窦内侧壁。

② 多合并鼻窦炎，肿块侵犯鼻腔时，可见鼻腔内软组织肿块影。

【报告范例】

报告示范：左侧上颌窦窦腔透过度减低，左侧上颌窦窦腔扩大，其外侧壁轮廓模糊，窦壁骨质呈溶骨性破坏，边界不清，左侧上颌窦内侧壁模糊。右侧上颌窦窦腔密度增高，透过度减低，窦壁骨质完好（图2-3-2）。

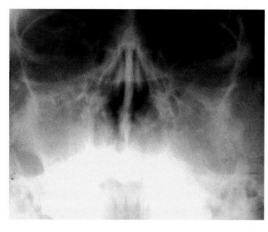

图 2-3-2　左侧上颌窦癌（瓦氏位）

【报告技巧与提示】

窦壁骨质溶骨性破坏是鼻窦肿瘤的恶性征象，但肿瘤早期窦壁骨质无破坏时表现与鼻窦炎类似，所以早期不易与鼻窦炎鉴别，当临床症状提示恶性肿瘤时，可进一步行CT检查。

三、鼻窦炎性病变

（一）鼻窦炎

【临床线索】

鼻窦炎常见临床表现为鼻塞、流脓涕、鼻窦区压痛，也可有鼻出血、嗅觉减退、头痛和面部疼痛。上颌窦炎发病率最高，筛窦炎次之，常为多发性。

【检查方法】

克氏位片、瓦氏位片。

【X线征象】

（1）急性鼻窦炎　窦腔部分或全部透亮度减低，黏膜增厚，有时可见气-液平面。

（2）慢性鼻窦炎　黏膜肥厚更明显，窦壁骨质增厚、硬化。

（3）真菌性鼻窦炎　窦腔透过度减低，可见点状、细条状、云絮状高密度影，窦壁骨质增生肥厚。

【报告范例】

（1）急性化脓性鼻窦炎

报告示范：左侧上颌窦窦腔透过度减低、黏膜增厚，窦壁骨质未见异常。右侧上颌窦形态、密度未见异常（图 2-3-3）。

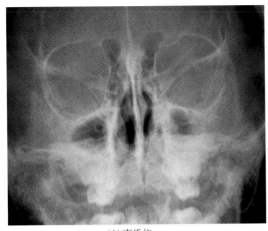 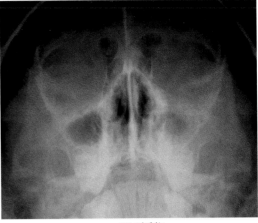

(A) 克氏位　　　　　　　　　　　　　　　　　　(B) 瓦氏位

图 2-3-3　左侧上颌窦急性化脓性鼻窦炎

（2）慢性鼻窦炎

报告示范：左侧上颌窦黏膜肥厚，窦腔透过度减低，窦壁骨质增生、增厚，窦腔减小。右侧上颌窦形态、密度未见异常（图 2-3-4）。

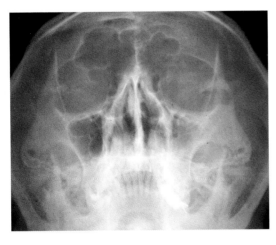

图 2-3-4　左侧上颌窦慢性鼻窦炎（瓦氏位）

【报告技巧与提示】

书写报告时，要注意上颌窦透光度、黏膜增厚程度、骨质情况，当发现窦壁骨质破坏时，要除外肿瘤性病变，需建议进一步 CT 检查。

（二）鼻窦黏膜下囊肿

【临床线索】

黏膜下囊肿又称黏膜囊肿，包括黏液腺囊肿（潴留囊肿）和浆液囊肿。临床上大多数无症状，经常为影像学检查时偶然发现，偶有头痛，有时囊肿自行破溃从鼻腔中流出黄色液体。

【检查方法】

克氏位片、瓦氏位片。

【X线征象】

沿窦壁半球形软组织影突入窦腔，密度均匀，边界较清楚，大的囊肿可充满窦腔，表现为窦腔透亮度减低，窦壁骨质一般不受累。

【报告范例】

报告示范：左侧上颌窦底部见球形隆起，密度均匀，上缘光滑锐利，窦壁骨质未见异常。右侧上颌窦形态、密度未见异常（图2-3-5）。

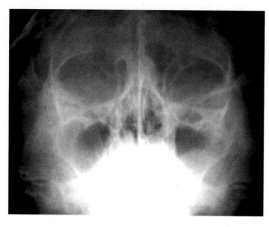

图 2-3-5　左侧上颌窦黏膜下囊肿（瓦氏位）

【报告技巧与提示】

本症一般诊断不难，较小者有时与息肉不易区别，后者常多发、外形不光滑，除上颌窦下壁外，可见于内侧壁，一般如豌豆大小，随访观察大小无何变化。

（三）鼻窦黏液囊肿

【临床线索】

黏液囊肿多认为由窦口堵塞、分泌物在窦腔内大量潴留所致。黏液囊肿多数为单发，以额窦、筛窦多见，额窦、筛窦黏液囊肿多以眼球突出就诊，蝶窦黏液囊肿最常见症状为视力下降，严重者可出现眶尖综合征。黏液囊肿可继发感染形成脓囊肿。

【检查方法】

克氏位片、瓦氏位片。

【X线征象】

鼻窦透亮度减低，窦腔扩大，可见边缘光滑、密度均匀囊性低密度影，窦壁骨质膨胀，邻近骨质受压吸收。

【报告范例】

报告示范：右侧额窦明显扩大，向下突向眶腔，向后突向颅腔，窦腔透过度略减低，窦壁骨质变薄，轮廓光整。余所示鼻窦窦腔形态、密度未见异常（图2-3-6）。

【报告技巧与提示】

书写报告时注意观察窦腔形态，有无骨质破坏。应与黏膜下囊肿鉴别，后者囊肿紧贴窦壁，一般不会引起窦壁骨质变薄、吸收，亦不会造成窦腔膨胀。

四、鼻骨骨折

【临床线索】

鼻部外伤病史，多数骨折发生于鼻骨下1/3。鼻骨骨折可分为单纯线形骨折、粉碎性骨

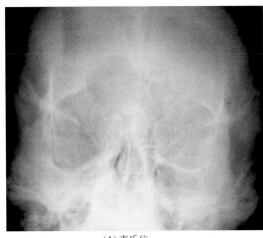

(A) 克氏位

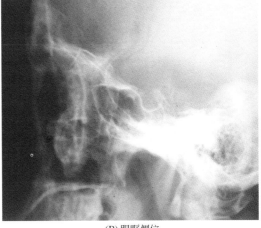

(B) 眼眶侧位

图 2-3-6 右侧颌窦黏膜囊肿

折及复合骨折 3 种类型，复合骨折可伴有上颌骨额突、鼻中隔、泪骨等邻近结构骨折。

【检查方法】

鼻骨侧位片。

【X 线征象】

（1）单纯线形骨折 表现为鼻骨中下段透亮线，可有断端塌陷、移位，同时伴有鼻背部软组织肿胀。有时单侧鼻骨骨折看不到透亮线，远折端翘起或塌陷而与健侧鼻骨远端共同形成分叉状外观是重要的诊断证据。

（2）粉碎性骨折 表现为鼻骨可见多条透亮线及碎骨片，并且移位较明显，周围软组织明显肿胀，常合并面部多发骨折。

【报告范例】

（1）单纯线形骨折

报告示范：鼻骨远端见斜行透亮线，远折端略向下移位，周围软组织略肿胀。鼻骨单纯线形骨折见图 2-3-7。

（2）粉碎性骨折

报告示范：鼻骨碎裂，可见多发透亮线，断端移位，周围软组织肿胀（图 2-3-8）。

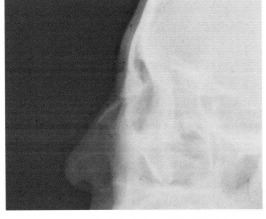

图 2-3-7 鼻骨单纯线形骨折（侧位）

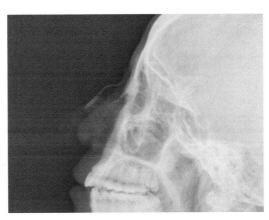

图 2-3-8 鼻骨粉碎性骨折（侧位）

【报告技巧与提示】

鼻骨的形态和大小多变，在诊断鼻骨骨折时必须注意。另外眼睑下缘与鼻骨的交界处不要误认为骨折。

■■■ 第四节　咽 部 疾 病 ■■■

一、咽后脓肿

【临床线索】

咽后脓肿为咽后间隙的化脓性炎症并积脓，分为急性型与慢性型两种。

急性型多见于6岁以下儿童。临床症状有高热、畏寒、咽痛和吞咽困难等；进而出现颈僵，头部常向脓肿侧倾斜，或有呼吸困难。

慢性型好发于成年人，主要为颈椎结核或咽后淋巴结结核引起的冷脓肿，多位于中线或两侧间隙。临床早期或有低热及结核中毒症状。待脓肿增大后，方可出现咽部堵塞症状。

【检查方法】

颈部正位片、侧位片。

【X线征象】

① 颈部侧位片表现为椎前软组织影增宽，鼻咽及口咽部厚度大于5mm，喉咽部厚度大于1cm，并呈弧形向前隆突，如咽后壁软组织内有气泡或气-液平面，则更提示本病。结核冷脓肿尚可见椎体破坏、椎间隙变窄或消失。

② 咽气道受压变形、变窄，颈椎正常生理弯曲消失。

【报告范例】

报告示范：颈椎曲度变直，颈5、6椎体变扁，骨质破坏，椎间隙消失，咽后壁软组织弥漫性梭形增厚，相应气道明显变窄（图2-4-1）。

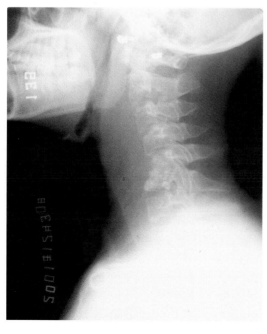

图2-4-1　咽后壁冷脓肿（颈部侧位）

【报告技巧与提示】

主要观察咽后壁软组织影增大的程度、喉和气道受压的程度，同时注意颈椎曲度和有无椎体或椎间盘的破坏。

二、咽旁脓肿

【临床线索】

咽旁脓肿为咽旁间隙的化脓性炎症。早期为蜂窝织炎，再发展则形成脓肿。好发于儿童和青年。发病较急，表现为咽部疼痛、发热、颈部肿胀疼痛、不敢吞咽或转动头部。

【检查方法】

颈部正位片、侧位片。

【X 线征象】

一侧颈部软组织肿胀，脂肪间隙模糊、消失，有时可见边界不清的团块影。咽腔变形、狭窄、移位。如果病变内见到气体及液-气平面，是脓肿的特征性表现，可确诊为咽旁脓肿。

【报告范例】

报告示范：左颈部软组织肿胀，脂肪间隙模糊、消失，可见团片状密度增高影，内见多发条片状气体影。颈部侧位片上可见咽后壁软组织增厚影，咽腔受压变形、狭窄、向前移位（图 2-4-2）。

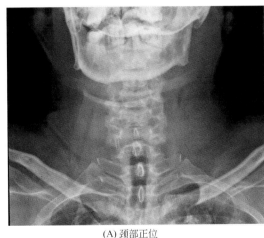 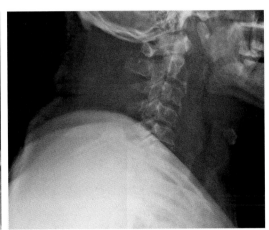

(A) 颈部正位   (B) 颈部侧位

图 2-4-2 咽旁脓肿

【报告技巧与提示】

主要观察咽旁软组织影增大程度，其内有无气体或气-液平面，气道受压情况。

三、腺样体肥大

【临床线索】

腺样体（咽扁桃体）为位于鼻咽顶部的一团淋巴组织，儿童期可呈生理性肥大，5 岁以下<8mm，至 15 岁左右达成人状态，成人<5mm。临床表现有鼻塞、张口呼吸、打鼾。

【检查方法】

鼻咽侧位片。

【X线征象】

鼻咽顶后壁限局性软组织增厚，边缘可光滑或不光滑，突入鼻咽腔使局部气道狭窄。按气道狭窄程度，腺样体肥大分为轻、中、重三度——气道受压≤1/3，轻度增大；食道受压≤2/3，中度增大；食道受压＞2/3，重度增大。

【报告范例】

　　报告示范：鼻咽顶后壁软组织增厚，表面光滑，相应气道狭窄（图2-4-3）。

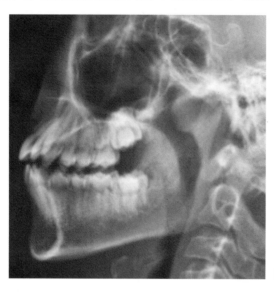

图 2-4-3　腺样体肥大（鼻咽侧位）

【报告技巧与提示】

注意气道狭窄程度，此征象是临床确定手术的指征。

四、咽部异物

【临床线索】

大多数咽部异物病例有误咽异物史。临床常表现为咽下疼痛、吞咽困难、唾液增多和呕血等，异物附近咽部多有触痛。一般用喉镜检查都可查见异物。

【检查方法】

颈部正位片、侧位片。

【X线征象】

① 对于透X线的异物，可行吞钡透视以判断异物的位置。常规检查应包括咽部和食管，重点观察梨状窝和颈段食管。一般异物局部易有钡剂存留，经反复吞咽后，固定于局部的钡剂常可显示异物的外形。对于鱼刺等易刺入食管的细小异物可在钡中掺入棉絮，钡棉在异物处的钩挂可帮助明确诊断。

② 若合并感染，可见咽后脓肿及咽旁脓肿的X线表现，即颈部侧位片见咽后壁肿胀，弧形隆突，咽气道变形、变窄，周围组织受压移位等。

【报告范例】

　　报告示范：下咽部环后区见纵行条状高密度影，边缘锐利（图2-4-4）。

【报告技巧与提示】

本病结合病史，不难诊断，但X线检查时需注意以下几点。

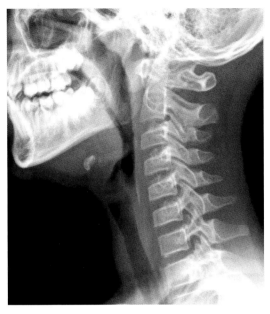

图 2-4-4 下咽部异物（颈部侧位）

① 正常喉软骨钙化，主要是甲状软骨和环状软骨后缘或杓状软骨基底部钙化，易误诊为喉咽部异物。

② 正常梨状窝、会厌，也可存留少量钡剂，一般两侧对称，饮水或反复吞咽后可以消失，应注意鉴别。

③ 局部刺伤也可附着钡剂，但经反复吞咽后消失，且局部触痛不明显。

五、茎突综合征

【临床线索】

茎突综合征是由于茎突长度、方位或形态异常刺激相邻的神经血管所引起的咽部不适、异物感、咽痛，转头时疼痛加剧，甚至眩晕、高血压及心律失常等诸多临床症状的总称。

【检查方法】

茎突正位片、侧位片。

【X 线征象】

① 茎突长度大于 2.5cm。

② 茎突形态异常，如骨质局部增粗或粗细不均。

③ 过度向内弯曲甚至向外侧弯曲，茎突前倾角小于 20°或内倾角大于 40°时，均视为茎突异常。

【报告范例】

报告示范： 左侧茎突粗细不均、过长，远端达第 2 颈椎横突水平，粗细不均（图 2-4-5）。

【报告技巧与提示】

若出现一侧茎突过长、过粗或过度弯曲，或有茎突舌骨韧带化骨，结合临床症状和体征，可提示本病可能；有些患者茎突看似异常，却无相应症状，因此，一定要注意结合临床症状和体征，综合诊断。

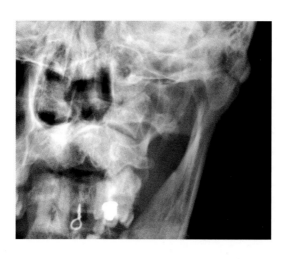

图 2-4-5 颈突过长（茎突正位）

■■■ 第五节 耳 部 疾 病 ■■■

一、耳部肿瘤

【临床线索】

听神经瘤是桥小脑角区最常见的肿瘤之一，多发生于前庭上神经，多为神经鞘瘤。病变多位于内听道，并向桥小脑角池发展。临床表现为高频性感音性耳聋，多为一侧，神经纤维瘤病Ⅱ型见于双侧听神经瘤。

【检查方法】

乳突许氏位片、麦氏位片。

【X线征象】

内听道口及内听道扩大。正常内听道双侧对称，开口直径小于 0.8cm，内径小于 0.6cm，若一侧内听道明显大于对侧或内听道径线大于上述各值，则提示听神经瘤的可能。

【报告范例】

报告示范：右侧内听道及口部扩大，骨壁模糊，岩骨尖部骨质透过度增加（图 2-5-1）。

【报告技巧与提示】

主要观察内听道是否增宽。MRI 是确诊听神经瘤最敏感和有效的方法。

二、中耳乳突炎及胆脂瘤

【临床线索】

中耳乳突炎是耳部最常见的疾病，临床表现为耳部疼痛、耳道分泌物及传导性耳聋。

胆脂瘤是一种先天性疾病，是胚胎上皮残留在颞骨内形成的；多发生在岩锥，少数发生在乳突、中耳及鼓窦缝内。临床上可因瘤体压迫面神经或听神经而出现面瘫、耳聋等症状，无流脓和鼓膜穿孔等慢性中耳炎症状。

【检查方法】

乳突许氏位片、麦氏位片。

【X线征象】

（1）急性中耳乳突炎 表现为中耳（包括鼓室、上鼓室、乳突窦）和/或乳突蜂房透过度减低。合并骨髓炎时表现为不规则溶骨性骨破坏，边界不清，骨脓肿时可见死腔及死骨。

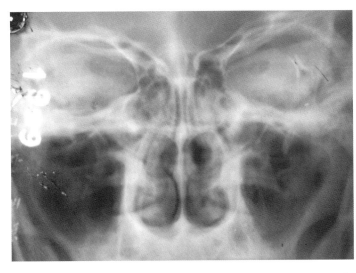

图 2-5-1　右侧听神经瘤
（眼眶正位）

（2）慢性中耳乳突炎　表现为乳突蜂房减少、消失，骨密度增高，呈板障型或硬化型乳突。可见局部骨质破坏，常常边缘不规则。可有不规则死骨形成，多发生在乳突。

（3）慢性中耳乳突炎继发胆脂瘤　常表现为上鼓室、乳突窦及二者间的乳突窦入口透过度减低、开大，呈膨胀性骨质破坏，边缘光滑、硬化。若窦硬膜骨白线局部模糊或中断，提示胆脂瘤侵及乙状窦。

【报告范例】

（1）急性中耳乳突炎

报告示范：双侧乳突气化良好，左侧乳突蜂房透过度正常，右侧乳突蜂房透过度减低、间隔模糊（图 2-5-2）。

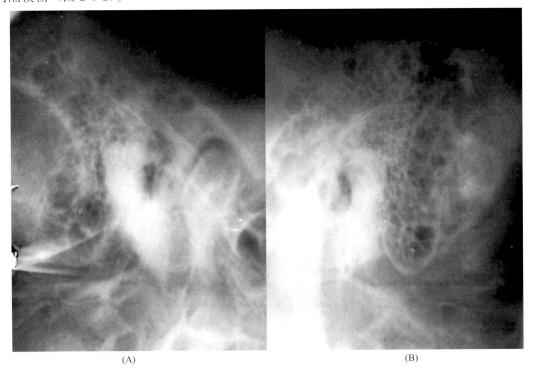

(A) (B)

图 2-5-2　右侧急性中耳乳突炎（许氏位）

（2）慢性中耳乳突炎

报告示范：左侧乳突呈硬化型，中耳鼓室腔密度增浓，无明确骨质破坏。右侧乳突气化良好（图 2-5-3）。

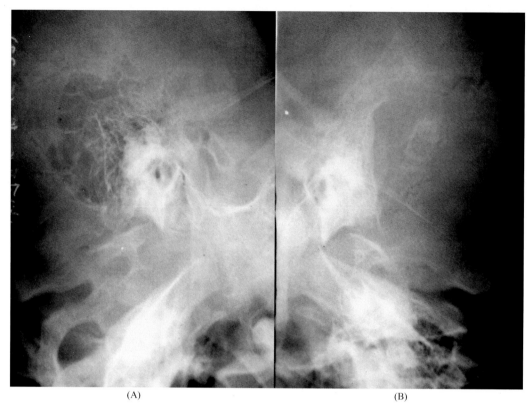

（A）   （B）

图 2-5-3　左侧慢性中耳乳突炎（许氏位）

（3）胆脂瘤

报告示范：双侧乳突硬化型，左侧上鼓室、乳突窦及窦入口明显扩大，边缘清楚有硬化，听骨链分辨不清（图 2-5-4）。

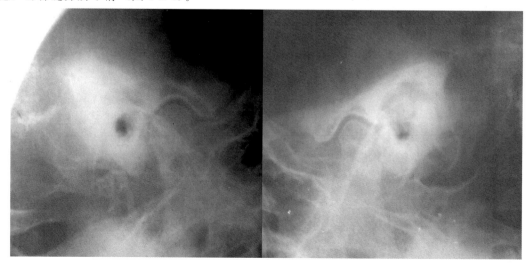

图 2-5-4　左侧中耳胆脂瘤（许氏位）

【报告技巧与提示】

　　主要观察乳突蜂房、鼓室、乳突窦的透过度及有无骨质破坏，另外慢性化脓性中耳乳突炎引起的炎性肉芽肿需与胆脂瘤鉴别。慢性化脓性中耳乳突炎引起骨质破坏常常边缘不规则，无明显窦腔扩大。而胆脂瘤破坏边缘骨质光滑，甚至硬化，常伴窦腔扩大。

第六节　口腔颌面部疾病

一、颌骨肿瘤

（一）牙源性肿瘤

1. 造釉细胞瘤

【临床线索】

　　多数患者表现为无痛性、缓慢发展的颌骨膨大，穿刺可抽出黄色液体，可见发亮的胆固醇结晶，但无牙源性囊肿的脱落上皮及黄白色片状角化物。

【检查方法】

　　颌骨正位片、侧位片。

【X线征象】

　　① 可分为多房型和单房型两种。

　　a. 多房型：为最常见的一种。病变区见膨胀性多房性低密度病灶，边界清楚，多较平滑。

　　b. 单房型：少见。表现为边界清楚的单一囊状膨胀性低密度区，内无分隔。

　　无论哪种类型，骨质的破坏可无皮质硬化带或仅有轻微皮质硬化带。

　　② 邻近牙根多被侵蚀，呈锯齿状、斜面状或截根状，也可为牙齿脱落失。

　　③ 肿瘤可穿破颌骨皮质骨形成软组织肿块。

　　④ 病灶内可含牙或不含牙，如病变内有牙冠，提示病变可能由含牙囊肿发展而来。囊腔内含牙多出现于下颌第3磨牙区。

　　⑤ 如肿瘤生长速度增快，影像上不呈膨胀性，多房型原有的骨间隔破坏消失，牙槽侧骨皮质破坏，为肿瘤恶变征象。

【报告范例】

　　（1）多房型造釉细胞瘤

　　报告示范：下颌骨颏部及右侧体部可见分叶状透光区，呈多房膨胀性，各房大小不等，间隔粗细不均，边缘光滑，骨皮质变薄（图2-6-1）。

　　（2）单房型造釉细胞瘤

　　报告示范：左侧下颌角区及升支可见膨胀性透光区，骨皮质缘变薄，局部显示不清。左侧部分牙齿根尖切削变平，牙齿脱失（图2-6-2）。

【报告技巧与提示】

　　注意骨质破坏形态、骨间隔是否完整、牙槽骨皮质是否破坏，这些征象是鉴别肿瘤是否恶变的重要证据。还应注意肿物是否分叶，分房大小是否均匀规则，骨间隔粗细，牙齿是否完整、有无移位，这些征象是与牙源性囊肿、骨巨细胞瘤及其他良性病变鉴别的重要依据。

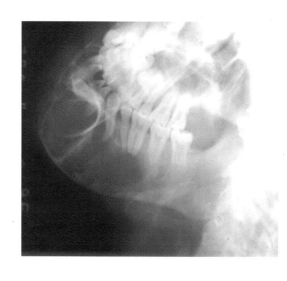

图 2-6-1　下颌骨多房型造釉细胞瘤
（颌骨侧位）

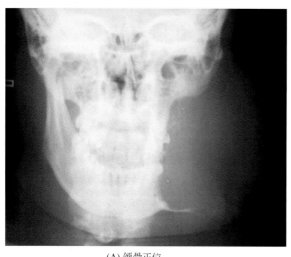

(A) 颌骨正位

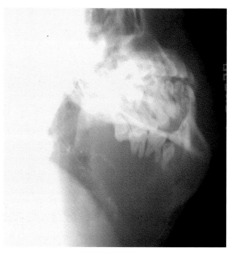

(B) 颌骨侧位

图 2-6-2　下颌骨左侧单房型造釉细胞瘤

2. 中央性颌骨癌

【临床线索】

好发于中老年人，以 50～60 岁居多，男性多于女性。病变好发于下颌骨，尤其是磨牙区。淋巴转移易至颌下、颏下及颈深上淋巴结，也可发生远处血行转移。

【检查方法】

颌骨正位片、侧位片。

【X线征象】

① 早期病变局限于根尖区骨松质内，呈不规则虫蚀状骨质破坏。以后病变进展，破坏区扩大，累及骨皮质。病变广泛时则呈弥散性溶骨性破坏，导致病理性骨折。

② 可累及牙根，造成牙根切削或牙齿移位及脱落。

③ 多无骨膜反应。

④ 下颌神经管受累可见扩大、破坏、中断。

【报告范例】

报告示范：右侧下颌骨体部见不规则骨质破坏透光区，边界不清，牙槽骨边缘不整，牙齿脱失（图 2-6-3）。

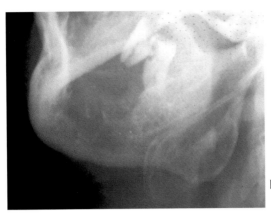

图 2-6-3　右侧下颌骨体部中央性颌骨癌
（颌骨侧位）

【报告技巧与提示】

描写骨肿瘤性病变时，还应该注意有无骨质增生修复、骨膜增生、死骨和病牙等改变。

（二）骨源性肿瘤

1. 骨化性纤维瘤

【临床线索】

骨化性纤维瘤为颌骨比较常见的良性肿瘤，主要由纤维组织和少量骨组织构成。下颌骨略多于上颌骨，尖牙区多见。好发于青年人，多偶然发现颌骨膨隆，无其他自觉症状。

【检查方法】

颌骨正位片、侧位片。

【X 线征象】

病变处颌骨透过度减低，局部模糊片状或球状磨玻璃样改变，骨小梁结构不清，有的可见斑点骨性致密影，颌骨可有膨胀。

【报告范例】

报告示范：右侧上颌尖牙及前磨牙牙齿脱失，局部根尖处牙槽骨增浓，骨小梁结构不清，边界尚清（图 2-6-4）。

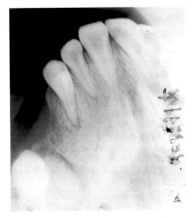
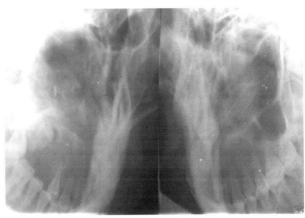

(A) 咬合位　　　　　　　　　　　　　　　(B) 上颌三点位

图 2-6-4　右侧上颌骨骨化性纤维瘤

【报告技巧与提示】

本病病理及影像上与骨纤维异常增殖症相似，二者容易混淆，但后者较弥漫，骨质膨大明显，面部畸形，可有多骨受侵，与骨化性纤维瘤不同。

2. 骨巨细胞瘤

【临床线索】

好发于青壮年，多见于颌骨中央部，以下颌骨颏部及前磨牙区多见，故也称中央性骨巨细胞瘤。局部膨胀，疼痛，也可出现牙齿松动脱落。

【检查方法】

颌骨正位片、侧位片。

【X线征象】

① 颌骨膨胀性骨破坏，呈类圆形或不规则形透光区，内常见皂泡样改变，间隔粗糙，大小不均，形态不整。边缘较为清楚，多无硬化缘。颌骨皮质可受压变薄。

② 牙齿可受压移位或脱失。

【报告范例】

报告示范：左侧下颌角区膨胀性骨破坏，内见不规则形透光区，边缘清楚，略有分叶，其内可见条样骨影，余骨质未见明确异常（图2-6-5）。

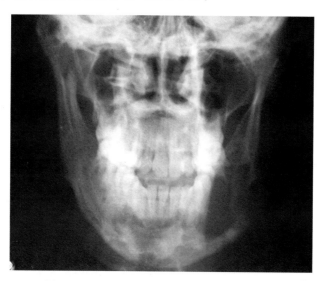

图 2-6-5　左侧下颌骨骨巨细胞瘤（颌骨正位）

【报告技巧与提示】

要注意位置、病灶形态、分隔形态，边缘是否有硬化缘。

二、颌骨骨纤维异常增殖症

【临床线索】

上颌骨多见，最常累及第1磨牙周围区域。下颌病变通常出现在颏孔和下颌角之间。

单骨性型通常临床症状不明显。多骨性型可致明显畸形，呈所谓骨性狮面表现。一般于童年和青少年出现症状。多数患者在骨生长停止后病情稳定。

【检查方法】

颌骨正位片、侧位片。

【X线征象】

① 典型表现为病变颌骨膨大变形，为磨玻璃样改变，边界不清，与周围骨质移行。

② 也可表现为多房囊性低密度灶，边缘可硬化，但病灶附近常可见磨玻璃样改变。

【报告范例】

报告示范：左侧下颌骨膨大、变形，呈磨玻璃状，边界不清，骨皮质变薄。右侧下颌骨未见异常（图2-6-6）。

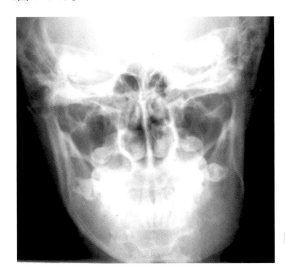

图 2-6-6　左侧下颌骨骨纤维异常增殖症
（颌骨正位）

【报告技巧与提示】

骨纤维异常增殖症X线特点是病灶边界不清，病变本身呈磨玻璃样密度影，病变处骨质膨胀性改变。病变恶变虽少见，但单骨性型所发生的肉瘤变中，50％见于颌面骨。

三、牙源性囊肿

颌骨囊肿是颌骨最多见的非肿瘤性占位性病变，由牙齿发育障碍或牙齿病变所引起的囊肿，统称为牙源性囊肿，较常见的有根尖囊肿、含牙囊肿、角化囊肿。

1. 根尖囊肿

【临床线索】

根尖囊肿是最常见的牙源性囊肿，多发生于上颌切牙、尖牙和前磨牙牙根唇面。多无明显自觉症状，长大可使面颊部隆起。

【检查方法】

颌骨正位片、侧位片。

【X线征象】

① 病牙牙根尖端周围类圆形单房透光影，边缘规整，边界清楚，可有硬化增生，若合并感染时边缘可模糊。囊肿较小，直径通常小于1cm。

② 位于上颌骨者可突入上颌窦内，位于下颌骨者很少侵及下颌骨升支。

③ 牙根一般不移位，也无侵蚀破坏。

【报告范例】

报告示范：左侧前磨牙区根尖周围可见囊状低密度区，边缘清楚光滑，根尖完整（图2-6-7）。

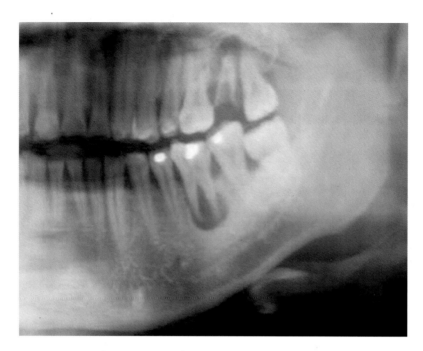

图 2-6-7 左侧前磨牙区根尖囊肿（下颌骨正位）

【报告技巧与提示】

囊肿位于根尖周围，边缘光滑，一般不难做出诊断。

2. 含牙囊肿

【临床线索】

含牙囊肿是指包含一个未萌牙齿的牙冠并且附着于该牙牙颈部的囊肿，好发于下颌骨第3磨牙，其次是上颌骨尖牙、第3磨牙等，均为好发阻生齿的部位。

【检查方法】

曲面平展片。

【X线征象】

① 好发于下颌骨第3磨牙。

② 早期改变为未萌出牙的牙冠周围间隙增宽。

③ 典型表现为颌骨单房或多房类圆形透光区，边界清晰，周围绕以骨质反应性白线，囊肿内含有未萌发牙齿，一般只有1个，牙冠被包绕在囊内，牙根在囊外。有此征象即可明确诊断。

④ 未萌发牙可被向侧方或牙槽远处推移，或囊肿紧贴于牙冠的侧缘。

【报告范例】

报告示范：右侧下颌角区类椭圆形单房囊状透光区，边界清晰，周围绕以反应性白线。内可见横生智齿，其牙冠被包绕其中，根尖位于囊肿外（图2-6-8）。

【报告技巧与提示】

本病主要与根尖囊肿鉴别。

3. 角化囊肿（始基囊肿）

【临床线索】

角化囊肿来源于原始牙胚或牙板残件。本病好发于10～30岁男性。好发于下颌第3磨

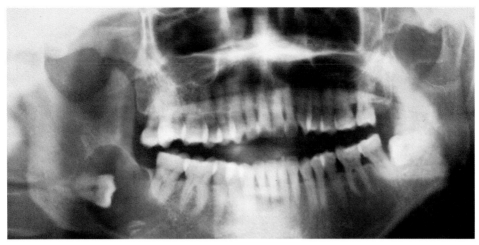

图 2-6-8　右侧下颌角区含牙囊肿（曲面平展片）

牙和下颌支。多发者可伴有基底细胞痣综合征，出现皮肤、肋骨、颅骨和颅内的异常改变，如伴有皮肤基底细胞痣，叉状肋，小脑镰钙化，颅骨异常等，可支持本病诊断。

【检查方法】

　　曲面平展片。

【X 线征象】

　　好发于下颌第 3 磨牙和下颌支，表现为颌骨内膨胀性低密度区，小病灶常为单房性，而大病灶常为多房性，密度均一，边界清楚，边缘一般光滑完整，可以含有或不含牙齿。囊肿可在骨松质内蔓延，有沿颌骨长轴发展而累及多个牙齿的趋势。

【报告范例】

　　报告示范：下颌骨可见多发囊性占位，多房状，轻度膨胀，边界清楚、光滑，有硬化缘。下颌骨体部病变向右蔓延达下颌角，牙根无受累。左下颌骨第 3 磨牙和下颌支有类似病变（图 2-6-9）。

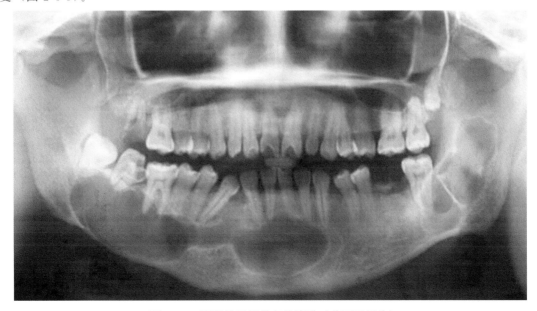

图 2-6-9　下颌骨牙源性角化囊肿（曲面平展片）

【报告技巧与提示】

影像上不易与其他囊肿区别，若为上颌骨、下颌骨多发囊肿，可考虑为牙源性角化囊肿。

▪▪▪ 第七节 头 颅 疾 病 ▪▪▪

一、颅内肿瘤

【临床线索】

颅内高压征象，头痛，头晕，转移瘤有原发肿瘤病史。

【检查方法】

颅骨正位片、侧位片。

【X线征象】

X线片可以发现脑外肿瘤引起的颅骨改变，从而间接提示脑肿瘤的存在。如脑膜瘤可引起附着处骨质增生；垂体瘤可产生蝶鞍的扩大与破坏；听神经瘤可产生内听道的扩大；脊索瘤可产生颅底区的明显骨质破坏，脑内转移瘤可同时伴有颅骨转移破坏。

除颅骨改变外，X线片还可发现颅内肿瘤的间接改变有颅高压改变、生理钙化移位和异常钙化的出现。

【报告范例】

（1）鞍区肿瘤

报告示范：蝶鞍扩大、破坏。蝶鞍区可见异常团块状高密度钙化影（图2-7-1）。

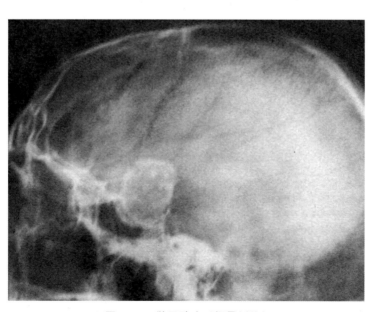

图 2-7-1　鞍区肿瘤（颅骨侧位）

（2）颅内肿瘤引起的颅内高压

报告示范：颅缝开大，脑回压迹加宽，增深（图2-7-2）。

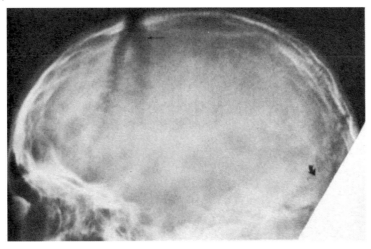

图 2-7-2　颅内高压（颅骨侧位）

【报告技巧与提示】

X 线片一般不能对颅内肿瘤进行定性诊断，一般可以观察到肿瘤引起的骨质改变，或肿瘤本身合并钙化时可以显示为高密度影。颅内肿瘤最佳影像检查方法是 MRI。

二、颅骨骨折

【临床线索】

有明确外伤史，头皮局部肿胀、疼痛，如合并颅内出血可出现颅内高压表现。

【检查方法】

颅骨正位片、侧位片。

【X 线征象】

X 线片可以显示边缘锐利的低密度骨折线，复杂骨折可见骨折线交错、骨碎片分离、陷

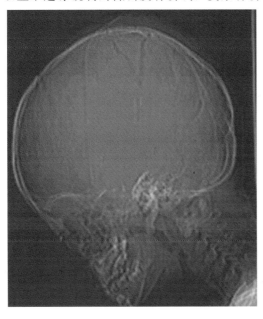

图 2-7-3　顶骨骨折（颅骨侧位）

入或重叠。婴幼儿可出现青枝样凹陷骨折，即有颅骨凹陷而无骨折线。

颅缝分离的意义如同骨折，表现为人字缝、矢状缝或冠状缝明显增宽，超过1.5mm或两侧宽度相差1mm。

【报告范例】

报告示范：顶部颅板可见边缘清晰锐利的透亮线，软组织肿胀明显（图2-7-3）。

【报告技巧与提示】

注意与正常颅缝进行鉴别，当颅缝超过1.5mm或两侧宽度相差1mm，应考虑颅缝分离。

第三章

呼吸系统
X 线诊断报告书写技巧

■■■ 第一节　呼吸系统读片基础 ■■■

胸部常用投照体位正常 X 线表现，如图 3-1-1、图 3-1-2 所示。

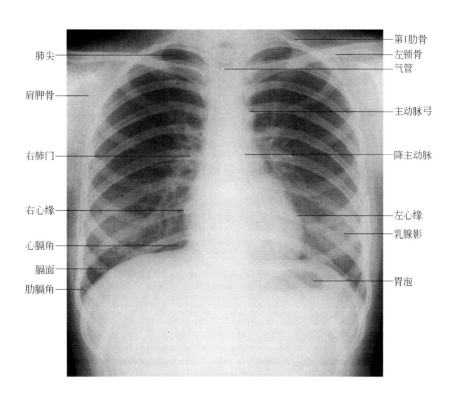

图 3-1-1　胸部后前位

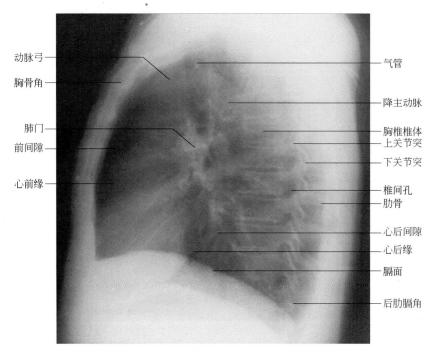

图 3-1-2 胸部侧位

第二节 气管和支气管疾病

一、先天性支气管囊肿

【临床线索】

发于 30 岁以下，男性稍多于女性。位于纵隔和肺门部的囊肿以压迫症状为主，位于肺内者则以继发感染症状为主。

【检查方法】

胸部正位片、侧位片。

【X线征象】

① 含液囊肿边缘光滑、清楚，囊肿在肺野的中、内带较多见。单发性支气管囊肿大小 3～5cm，巨大的囊肿可占据一侧胸腔。

② 含气囊肿为薄壁空腔阴影，含液气囊肿有液平面，囊壁厚度一般为 1～2mm，内缘和外缘光滑。合并感染时囊壁增厚、模糊，周围有片状阴影，囊内液体增多。

③ 多发性支气管囊肿多数是含气囊肿，可发生在一个肺段、肺叶，也可在一侧或两侧肺内弥漫性分布。囊肿壁薄，在肺内形成多发的环形透光阴影，病变阴影相互重叠形成蜂窝或粗网状阴影。合并感染时有液平面，液体较少则表现为囊肿下壁增厚。经反复感染形成肺段、肺叶或一侧肺的实变阴影，其密度不均，肺体积减小，其内可见多发囊腔。

【报告范例】

报告示范：左肺门旁可见多发含气囊腔及小片影，左肺体积减小，肋间隙变窄。右肺未见明确异常。纵隔气管居中，心脏大小、形态、位置正常，双侧膈肌光滑，肋膈角锐利（图 3-2-1）。

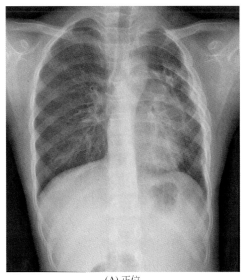
(A) 正位

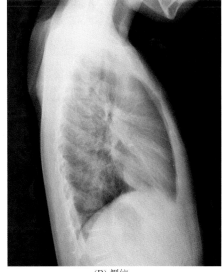
(B) 侧位

图 3-2-1　左肺多发含气支气管囊肿

【报告技巧与提示】

　　本病为囊性病变，X 线片上呈囊状透光区或囊性致密影，多发支气管囊肿时间较长时肺叶萎缩实变，呈蜂窝状，注意观察实变病灶内特征，普通 X 线检查可以发现病变，初步诊断，CT 检查能够证实病变为囊性，有助于确诊。

二、气管、支气管异物

【临床线索】

　　有误吞异物病史，5 岁以下儿童多见，占 80%～90%，偶见于成人。

【检查方法】

　　胸部正位片、侧位片。

【X 线征象】

　　（1）气管异物　金属、石块及牙齿等不透 X 线的异物在胸部 X 线片上可显影。根据阴影形态可判断为何种异物。

　　（2）主支气管异物

　　① 呼气性活瓣阻塞时患侧肺透明度升高，肺纹理变细。

　　② 呼气性活瓣阻塞时纵隔在呼气相向健侧移位，吸气时恢复正常位置。吸气性活瓣阻塞时吸气相纵隔向患侧移位，呼气时恢复正常位置。

　　③ 支气管阻塞数小时后可发生小叶性肺炎，较长时间的阻塞后可发生肺不张。

　　（3）肺叶、段支气管异物　局限于肺叶或肺段的气肿平片不易显示。阻塞性肺炎，为反复发生或迁延不愈的斑片状阴影。相应的肺叶内发生肺不张后肺体积缩小、密度增高。

【报告范例】

　　报告示范：左侧肺透明度升高，肺纹理变细。吸气相与呼气相可见纵隔摆动。双侧膈肌光滑，肋膈角锐利（图 3-2-2）。

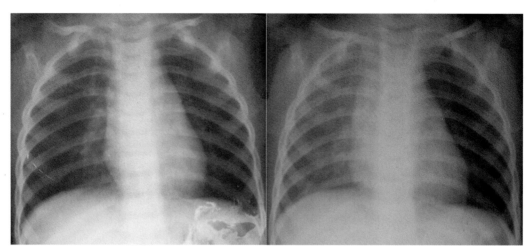

(A) 吸气相　　　　　　　　　　　　　　　　　(B) 呼气相

图 3-2-2　左主支气管异物

【报告技巧与提示】

①　气管、支气管异物 5 岁以下儿童多见，较大异物多停留在喉或气管内，较小异物易进入一侧主支气管或肺叶支气管内；异物停留在下叶较上叶多见，位于右侧较左侧多见。

②　气管内金属异物有时需与食道异物区别。在侧位片，气管异物位于气道的透明阴影内，而食管异物偏后。气管内异物如为片状或扁形时，最大径位于气管矢状面，最小径位于冠状面。食管异物则与其相反。

三、支气管扩张

【临床线索】

多于儿童和青少年时期发病，仅少数为先天性；主要症状是咳嗽、咯血和咳大量浓痰；常有呼吸道感染及反复发热，可有杵状指。支气管扩张以两下叶基底段、左肺舌叶和右肺中叶多见。

【检查方法】

胸部正位片、侧位片。

【X 线征象】

①　柱状支气管扩张呈轨道征，即两条平行的线状阴影。囊状支气管扩张形成多发囊腔阴影，直径多为 1~3cm，多个囊状阴影呈蜂窝状改变。

②　合并感染时，囊腔内可见液平面，病变区支气管周围有斑片状或大片状阴影。反复感染后肺体积缩小，肺纹理密集，肺透过度下降。

【报告范例】

报告示范：双肺纹理增粗、模糊，中下野可见支气管呈柱状及囊状扩张。胸廓对称，纵隔、气管居中。心影不大，左心缘显示不清。双侧膈肌光滑，肋膈角锐利（图 3-2-3）。

【报告技巧与提示】

X 线片对本病的诊断有限度，确定诊断需行 CT 检查。支气管扩张应与肺大泡及蜂窝肺

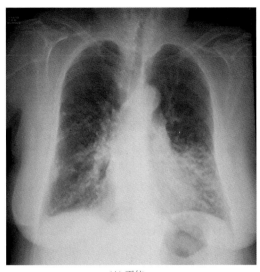
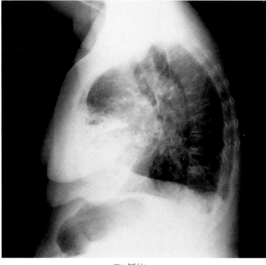

(A) 正位　　　　　　　　　　　　　　　　(B) 侧位

图 3-2-3　支气管扩张

鉴别。

四、慢性支气管炎

【临床线索】

慢性、进行性咳嗽连续 2 年以上，每年连续咳嗽、咳痰至少 3 个月，并除外全身性疾病或肺部其他疾病。冬季发病较多，易发生呼吸道感染，使咳嗽及呼吸困难加重。

【检查方法】

胸部正位片、侧位片。

【X 线征象】

① 慢性支气管炎的 X 线异常征象有两肺纹理增粗、增多，是气管炎症、支气管周围和血管周围纤维化的表现。

② 在支气管走行部位可见到互相平行的线状阴影，线状阴影之间有约 3mm 的细长透光带，称为轨道征。线状阴影代表增厚的管壁，其间的透光带为支气管腔。

③ 胸段气管冠状管径较小，矢状径增宽。两径线的比值为 0.6 或更小，气管外形如刀鞘状，称为刀鞘状气管。

④ 常合并肺气肿、肺大泡，肺大泡好发于胸膜下，肺尖及肺底多见，肺大泡破裂后可形成气胸。

【报告范例】

报告示范：双肺纹理增粗、增多、紊乱。胸廓对称，纵隔、气管居中。心影大小、形态、位置正常。双侧膈肌光滑，肋膈角锐利（图 3-2-4）。

【报告技巧与提示】

影像检查慢性支气管炎的目的是除外肺部其他疾病及发现合并症，本病常合并肺炎、肺气肿、肺大泡及继发肺源性心脏病。

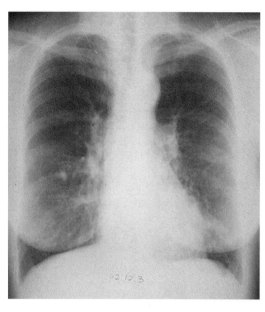

图 3-2-4　支气管肺炎

第三节　肺先天性疾病

一、肺发育异常

【临床线索】

本病男性多于女性、左侧多于右侧（左：右约 11：1），单侧肺受累患者多无症状，或仅有胸闷、气短。听诊患者呼吸音减弱或消失，若健侧肺疝入患侧时则可听到呼吸音。

【检查方法】

胸部正位片、侧位片。

【X 线征象】

① 一侧肺不发育及发育不良的患侧胸部密度增高，主要在中、下部。有时上部由于对侧肺脏疝入而有透亮含气阴影。纵隔向患侧移位，患侧膈升高。健侧肺纹理增强。

② 一侧肺发育不全的患侧全部或部分肺野密度增高，纵隔向患侧移位。肺叶发育不全的肺叶体积缩小，密度增高。

③ 一侧肺发育不全的患者患侧肺动脉分支细小，数量减少。对侧肺动脉分支粗大。

【报告范例】

报告示范：右侧胸廓塌陷，右肺野密度增高，体积减小，纵隔向右侧移位。左侧肺纹理增多。心影显示不清。左侧膈肌光滑，肋膈角锐利（图 3-3-1）。

【报告技巧与提示】

① 一侧肺发生异常一般分为 3 型。一是肺不发育，患侧支气管、肺和血液供应完全缺如；二是肺发育不良，患侧仅有一小段支气管盲管，无肺组织和血液供应；三是肺发育不全，患侧主支气管形成，但比正常细小，肺组织发育不完全，为原始结缔组织结构，或有支气管囊肿。本病可合并其他畸形，如动脉导管未闭、法洛四联症、大动脉转位、先天性膈疝

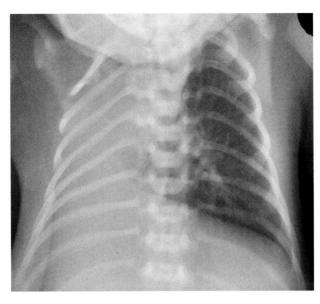

图 3-3-1　右肺发育不全

及骨骼畸形等。

② 先天性一侧肺不发育多见于小儿。X 线平片表现需与肺炎引起的肺不张鉴别。

二、肺隔离症

1. 肺叶内型肺隔离症

【临床线索】

多见于成人，患者可无临床症状，在健康检查时偶然发现；或因合并感染形成肺部急性炎症时发现，可伴有发热、咳浓痰，有时可有咯血。

【检查方法】

胸部正位片、侧位片。

【X 线征象】

① 隔离肺为圆形或椭圆形致密阴影，边缘光滑、清楚，密度均匀。多数病变阴影下缘与膈相连。

② 当病变与支气管相通时，囊内液体排出，有气体进入，形成单发或多发囊腔阴影，壁薄，有液平面。

【报告范例】

报告示范：左肺下野可见多发囊腔阴影，壁薄，有液平面。胸廓对称，纵隔略向右侧移位，气管居中，心影大小、形态、位置正常。左侧膈面及肋膈角显示不清。右侧膈肌光滑，肋膈角锐利（图 3-3-2）。

【报告技巧与提示】

① 肺叶内型肺隔离症的供血动脉来自主动脉或其分支，以胸主动脉多见，少数为腹主动脉或其分支。静脉回流多数患者通过肺静脉系统，引起左向右的分流。

② 约 2/3 的患者隔离肺位于脊柱旁沟，多位于左肺下叶后基底段，少数为右肺下叶后基底段。

③ X 线检查发现下叶后基底段尤其是左肺下叶后基底段实性或囊性阴影，患者年龄轻、无症状或有肺炎反复发作应考虑到肺隔离症的可能。CT 增强扫描发现供血血管可确诊。

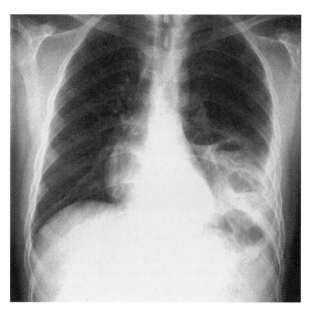

图 3-3-2　左肺下叶肺隔离症

2. 肺叶外型肺隔离症

【临床线索】

少见，多无临床症状。

【检查方法】

胸部正位片、侧位片。

【X线征象】

X线可见左肺下叶后基底段密度均匀的软组织阴影。位于膈下的病变为脊柱旁的肿块影。

【报告范例】

报告示范：胸部正位像可见左肺下野密度均匀的软组织肿块影，肿块圆隆样向肺野内延伸，边缘光滑，病变与左侧膈肌分界不清（图 3-3-3）。

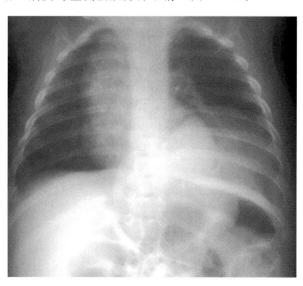

图 3-3-3　肺叶外型肺隔离症

【报告技巧与提示】

① 肺叶外型肺隔离症与正常肺不在同一个脏层胸膜内，约 90％病变位于左肺下叶后基底段位置，也可位于膈下或纵隔内。CT 增强扫描可显示其供血动脉及静脉回流情况。

② 肺隔离症表现为软组织阴影应和肺肿瘤鉴别，鉴别诊断的关键是进行 CT 增强扫描、CT 血管造影（CTA）及数字减影血管造影（DSA）等检查显示异常供应血管。

三、肺动静脉瘘

【临床线索】

右向左分流量少者可无症状，分流量大者可有发绀、心悸、气急、胸痛；瘘囊可能破入支气管或胸腔内，引起大咯血和血胸；于病灶邻近的胸壁处可闻及血管杂音。

【检查方法】

胸部正位片、侧位片。

【X 线征象】

① 单发或多发的结节阴影，单发占 2/3 以上，下叶多见。结节直径从 1cm 至数厘米不等，密度均匀，边缘清楚，或有浅分叶。

② 弥漫性肺动静脉瘘一般发生在多叶多段，呈多发葡萄状阴影，相应区域肺纹理增强、扭曲。

【报告范例】

报告示范：右肺下野可见多发结节、索条影，DSA 显示右下肺多发扩张血管团影及增粗血管影。胸廓对称，纵隔、气管居中。心脏大小、形态、位置正常。双侧膈肌光滑，肋膈角锐利（图 3-3-4）。

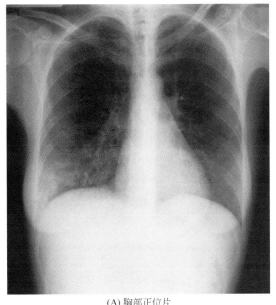
(A) 胸部正位片

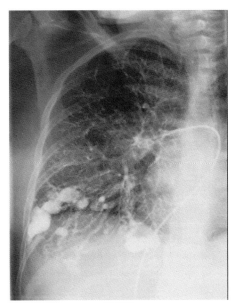
(B) DSA

图 3-3-4　右肺动静脉瘘

【报告技巧与提示】

① X 线平片显示结节及与结节相连的带状血管影像时应考虑到本病的可能，CT 平扫显示结节状影像及与肺门相连的带状血管影为本病的诊断依据。

② 对于肺门附近的肺内结节阴影，难做出诊断时，应该建议 CT 血管成像。通过螺旋 CT 多平面重建和三维重建技术可显示病变的整体形态。

■■■ **第四节　肺　部　炎　症** ■■■

一、大叶性肺炎

【临床线索】

　　冬春两季常见病，多见于青壮年，多数发病前有受凉、过度劳累或上呼吸道感染。起病急，寒战高热、胸痛、咳较黏稠痰或为典型铁锈色痰。下叶肺炎可刺激膈胸膜，疼痛放射至腹部。血白细胞总数及中性粒细胞明显增高。

【检查方法】

　　胸部正结片、侧位片。

【X线征象】

　　① 充血期可无阳性发现，或仅肺纹理增多，透明度略低。

　　② 实变期（红色肝样变及灰色肝样变期）表现为密度均匀的致密影，炎症累及肺段表现为片状或三角形致密影；累及整个肺叶，呈以叶间裂为界的大片致密阴影，有时致密阴影内，可见透亮支气管影，即支气管充气征。

　　③ 消散期时实变区密度逐渐减低，由于病变的消散不均，表现为大小不等、分布不规则的斑片状阴影。炎症最终可完全吸收，或只留少量索条状阴影，偶可机化，演变为机化性肺炎。

【报告范例】

　　报告示范：右肺中下肺野可见大片密度增高影，上缘清晰，右心缘模糊。侧位片示病变位于右中叶。胸廓对称，气管纵隔居中。心脏大小、形态、位置正常。双侧膈肌光滑，肋膈角锐利（图 3-4-1）。

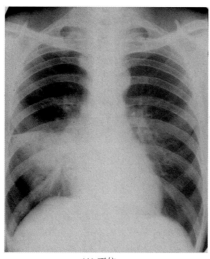
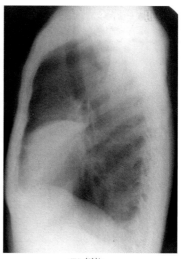

(A) 正位　　　　　　　　　　　　　(B) 侧位

图 3-4-1　右中叶大叶性肺炎

【报告技巧与提示】

　　大叶性肺炎是细菌性肺炎中最常见的一种。多为肺炎双球菌致病。炎症累及整个肺叶或多个肺叶，也可呈肺段分布。典型的病理变化分为四期，即充血期、红色肝样变期、灰色肝样变期及消散期。

二、支气管肺炎

【临床线索】

支气管肺炎多见于婴幼儿、老年人、极度衰弱的患者或为手术后并发症。在临床上以发热为主要症状，可有咳嗽、呼吸困难、发绀及胸痛。极度衰弱的老年病人，因机体反应力低，体温可不升高，白细胞总数也可不增多。

【检查方法】

胸部正位片、侧位片。

【X 线征象】

① 肺纹理增强：病原菌引起的支气管炎和支气管周围炎表现，在 X 线片上表现为肺纹理增强，边缘模糊。

② 斑片状阴影：边缘模糊的直径 6～8mm 的结节状阴影称为腺泡肺泡炎，10～25mm 边缘模糊的阴影称为小叶肺泡炎，而较大斑片状密度不均匀、边缘模糊的阴影为多个小叶肺泡炎相互重叠影像。病灶多位于两肺下野内带，肺叶后部病变较前部多，沿支气管分布。

③ 肺气肿：由于终末细支气管黏膜充血、水肿、炎性渗出，可引起阻塞性肺气肿。表现为两肺野透亮度增高，胸廓扩大，肋间隙增宽及横膈低平。

④ 空洞：以金黄色葡萄球菌及链球菌引起的支气管肺炎较多见。肺炎液化坏死形成空洞时，在斑片状阴影区内可见环形透亮区，若引流支气管因炎症形成活瓣时，由于空洞内含气量逐渐增多，压力增大，壁变薄，一般称为肺气囊，在 X 线片上表现为壁厚约为 1mm 的薄壁圆形空腔。

【报告范例】

报告示范：左肺纹理增强，中下肺野内带可见边缘模糊的斑片状阴影。胸廓对称，纵隔、气管居中。心脏形态、大小、位置正常。双侧膈肌光滑，肋膈角锐利（图 3-4-2）。

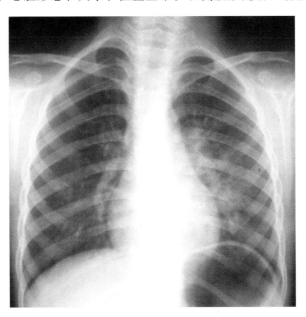

图 3-4-2　支气管肺炎

【报告技巧与提示】

细菌、病毒及真菌等均可引起支气管肺炎，判断支气管肺炎的病原性质比较困难，需结合临床病史、实验室及病原学检查才能确诊。

三、支原体肺炎

【临床线索】

支原体肺炎大部分为肺炎支原体引起，以冬春及夏秋之交为疾病多发季节。小儿及成人均可患病，临床症状轻重不一，有呼吸道感染症状，血清冷凝集试验在发病后2~3周比值较高。

【检查方法】

胸部正位片、侧位片。

【X线征象】

① 病变早期可仅表现为肺纹理增多，边缘模糊，仅据此征象不能诊断支原体肺炎。

② 肺内出现网状阴影，与增多、模糊的肺纹理并存，提示肺间质性改变。

③ 肺内出现肺泡炎表现，表现为中下肺野密度较低的斑片状或肺段阴影。可以单发也可多发，占据一个大叶的支原体肺炎较少见。

【报告范例】

报告示范：左上肺可见片状模糊影，密度不均，左肺门密度增高。胸廓对称，纵隔、气管居中。心脏形态、大小、位置正常。双侧膈肌光滑，肋膈角锐利（图3-4-3）。

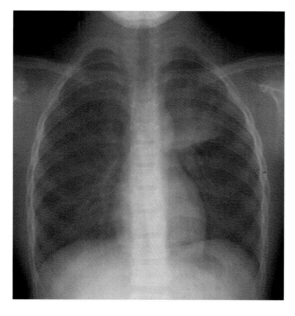

图 3-4-3 支原体肺炎

【报告技巧与提示】

支原体肺炎的影像表现需与细菌性肺炎、病毒性肺炎及过敏性肺炎鉴别。血清冷凝集试验对于肺炎支原体肺炎的诊断有价值。

四、肺炎性假瘤

【临床线索】

发病高峰年龄为30~40岁，男多于女；主要临床症状为咳嗽，偶有痰中带血者，有的曾有急性炎症病史，肺炎性假瘤位于既往发生急性炎症的部位，还有一些患者无任何临床症状；少数肺炎性假瘤可发生恶变。

【检查方法】

胸部正位片、侧位片。

【X 线征象】

① 肺炎性假瘤可发生于两肺野任何部位，肿块呈圆形或椭圆形，无分叶，边缘清楚或模糊，在肿块周围有时可见不规则索条状阴影，以边缘清楚多见。

② 肿块大小以直径 2～4cm 多见，也可大于 5cm。肺炎性假瘤密度中等且较均匀，由化脓性炎症形成的肺炎性假瘤可见小透明区，为空洞表现。

③ 肺炎性假瘤的附近胸膜可见限局性增厚粘连，但肺炎性假瘤形成的胸膜粘连带较结核瘤少见。

【报告范例】

报告示范：左下肺椭圆形肿块影，边缘清楚，肿块周围可见不规则索条状阴影。胸廓对称，纵隔、气管居中。心脏形态、大小、位置正常。双侧膈肌光滑，肋膈角锐利（图 3-4-4）。

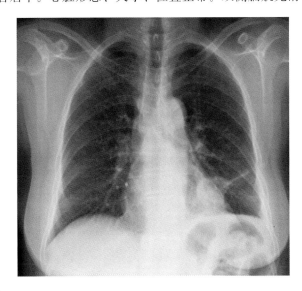

图 3-4-4　肺炎性假瘤

【报告技巧与提示】

① 肺炎性假瘤的本质为增生性炎症，增生的组织形成肿瘤样团块。

② 肺炎性假瘤的影像无特征性，常误诊为其他疾病，因此在诊断时经常需与周围型肺癌和结核瘤鉴别。与周围型肺癌和结核瘤鉴别困难，对于肺炎性假瘤的诊断应采用排除法，将影像表现与临床相结合，加以综合考虑，做出正确的诊断。

五、肺脓肿

【临床线索】

发病急剧，有高热、寒战，体温呈弛张热。咳嗽逐渐加重并排出大量脓臭痰，放置后痰分三层，有时痰中带血；临床上，病程达 3 个月以上仍不能愈合者称为慢性肺脓肿，可有间歇性发热及持续性咳嗽，可出现杵状指。

【检查方法】

胸部正位片、侧位片。

1. 急性肺脓肿

【X线征象】

① 气源性肺脓肿：脓肿可发生在两肺任何部位，两肺后部较前部多见，多为单发。脓肿空洞大小不一，空洞内壁多不规则且模糊，空洞外可见范围不同的斑片状浸润阴影。空洞内液化坏死物经支气管引流不畅时，在空洞内可见液平面。在合理的抗生素治疗下，一般2周空洞大小和周围浸润性病变可有明显变化，经4～6周可完全吸收。

② 血源性肺脓肿：多发常见，以两下叶多见，早期表现为两肺多发散在斑片状病灶，边缘模糊，或两肺多发圆形或椭圆形密度增高影，中心为液化坏死区，一般经过1周或不到1周可发展为多发薄壁空洞，空洞内可有液平面，但较少见。可同时伴有脓胸存在。经抗生素治疗后经2～4周可完全吸收。

【报告范例】

报告示范：右肺中野见不规则空洞，其边缘较模糊。胸廓对称，纵隔、气管居中。心脏形态、大小、位置正常。双侧膈肌光滑，肋膈角锐利（图3-4-5）。

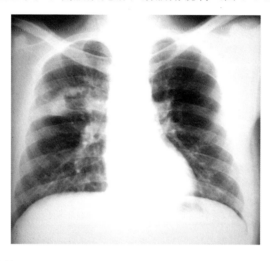

图 3-4-5 急性肺脓肿

2. 慢性肺脓肿

【X线征象】

慢性肺脓肿好发生于肺的后部，下叶多见，特别是下叶后基底段，但也可以发生于上叶。慢性肺脓肿一般为边界清楚的厚壁空洞，呈圆形或椭圆形，多数为单发大空洞，也可为实性肿块内多发小空洞，可有液平面。当引流支气管堵塞不通畅，液化物质排不出时，可形成团块状影像，脓肿附近常可见限局性胸膜肥厚粘连。

【报告范例】

报告示范：右肺下叶后段见一厚壁空洞，内可见液平面。胸廓对称，纵隔、气管居中。心脏形态、大小、位置正常。双侧膈肌光滑，肋膈角锐利（图3-4-6）。

【报告技巧与提示】

① 经呼吸道感染的肺脓肿多为单发，血源性肺脓肿多发常见。

② 肺脓肿影像表现有时应与肺结核、周围型肺癌鉴别，仅根据影像表现鉴别较困难，特别是慢性肺脓肿，需密切结合病史及临床症状。

③ 痰找结核杆菌或癌细胞对鉴别诊断有帮助，抗生素治疗动态变化快，有助于肺脓肿与周围型肺癌鉴别。有时周围型肺癌出现空洞，而且伴有空洞内感染及其周围肺感染时，临床以感染症状为主，此时易被误诊为肺脓肿。

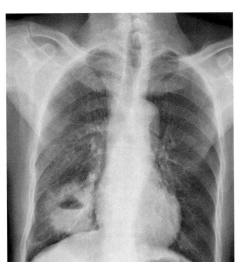 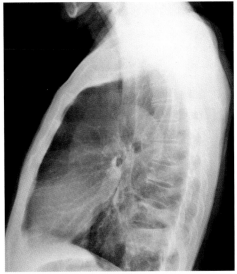

(A) 正位　　　　　　　　　　　　　　　(B) 侧位

图 3-4-6　慢性肺脓肿

■■■ 第五节　肺　结　核 ■■■

一、原发性肺结核

【临床线索】

多发生于儿童，又称儿童型肺结核病，但也偶见于未感染过结核杆菌的青少年和成人。一般症状轻微，婴幼儿发病较急，可有高热。

【检查方法】

胸部正位片、侧位片。

1. 原发综合征

【X 线征象】

① 肺野内圆形、类圆形或片絮状边缘模糊阴影，也可表现为肺段或肺叶阴影，病变多位于上叶的下部或下叶的上部，常误诊为肺炎。

② 肺内原发灶及肺门淋巴结增大，在二者之间可见条索状阴影，即结核性淋巴管炎，三者呈哑铃状，又称双极期。人们将原发灶、淋巴管炎与淋巴结炎之 X 线表现，称为原发综合征。

【报告范例】

报告示范：左肺上野见边缘模糊的片状阴影，左肺门增大。胸廓对称，气管居中。心脏形态、大小、位置正常。双侧膈肌光滑，肋膈角锐利（图 3-5-1）。

2. 胸内淋巴结结核

【X 线征象】

① 纵隔及肺门肿块影，以右侧支气管旁淋巴结增大较常见，纵隔多个淋巴结增大融合可表现为纵隔一侧或两侧增宽，边缘呈波浪状。一侧肺门增大较两侧肺门增大常见。

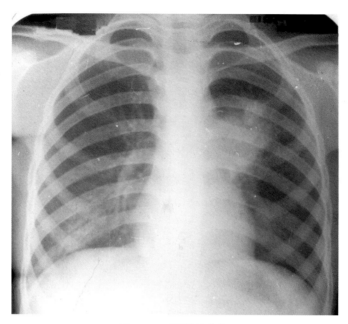

图 3-5-1　原发综合征

  ②　肺门增大淋巴结呈边缘清楚肿块者称肿瘤型。增大肺门淋巴结伴周围炎，可使增大淋巴结边缘模糊，称为发炎型。肿瘤型和发炎型不是固定的，可以互相转化。

【报告范例】

  报告示范：双肺肺纹理增强，左肺门影增大。胸廓对称，纵隔、气管居中。心脏形态、大小、位置正常。双侧膈肌光滑，肋膈角锐利（图 3-5-2）。

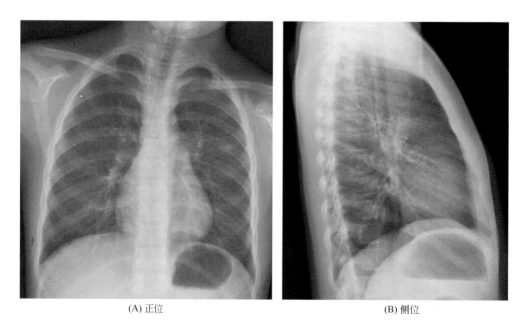

(A) 正位　　　　　　　　　　　　　　　　(B) 侧位

图 3-5-2　胸内淋巴结结核（男患，8 岁，咳嗽半个月）

【报告技巧与提示】

  ①　大多数（98％）的原发型肺结核可以自愈，原发病灶可以完全吸收、纤维化或钙化。

淋巴结内干酪坏死灶不易完全吸收，但可逐渐缩小、纤维化或钙化。

② 当机体由于某种原因而抵抗力下降时，肺内原发病灶和增大淋巴结可继续发展，可形成肺内原发性空洞，还可引起血行或支气管播散。

二、血行播散型肺结核

【临床线索】

多有高热、寒战、咳嗽、昏睡及脑膜刺激征等；实验室检查血红细胞沉降率增高，结核菌素试验呈强阳性，痰液涂片检查可查到抗酸杆菌，结核杆菌培养呈阳性。亚急性或慢性血行播散型肺结核病情发展较缓慢，可无明显中毒症状。

【检查方法】

胸部正位片、侧位片。

1. 急性粟粒型肺结核

【X 线征象】

① 表现为两肺野从肺尖到肺底均匀分布的粟粒样结节影，其特点是"三均匀"，即病灶大小均匀、密度均匀和分布均匀。

② 病灶边缘较清楚，若为渗出性病灶，则病灶边缘不清楚。病灶数量多，分布密集时，两肺野呈磨玻璃密度。

【报告范例】

报告示范： 双肺多发大小、密度及分布均匀的粟粒样结节影。胸廓对称，纵隔、气管居中。心脏形态、大小、位置正常。双侧膈肌光滑，肋膈角锐利（图3-5-3）。

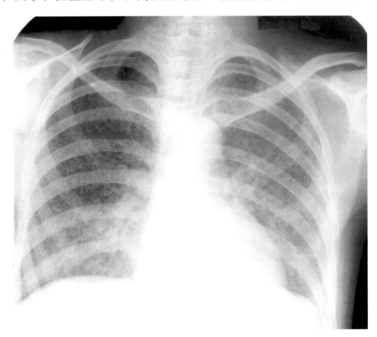

图 3-5-3　急性粟粒型肺结核

2. 亚急性及慢性血行播散型肺结核

【X 线征象】

① 粟粒状或比粟粒大的大小不等阴影，密度较高与密度较低病灶可同时存在，有的病

灶还可纤维化或钙化。病灶主要分布在两肺中上野，但分布不均匀，在肺尖部及锁骨下。病灶多呈硬结或钙化，其下方多为边缘清楚的结节状增殖性病灶与边缘模糊的斑片状渗出性病灶。

② 此型肺结核好转时病灶可以吸收、硬结或钙化，恶化时病灶可融合扩大，甚至溶解播散，形成空洞，也可发展成为纤维空洞型肺结核。

【报告范例】

报告示范： 双肺中上野可见大小不等结节样阴影，密度不均。胸廓对称，纵隔、气管居中。心脏形态、大小、位置正常。双侧膈肌光滑，肋膈角锐利（图 3-5-4）。

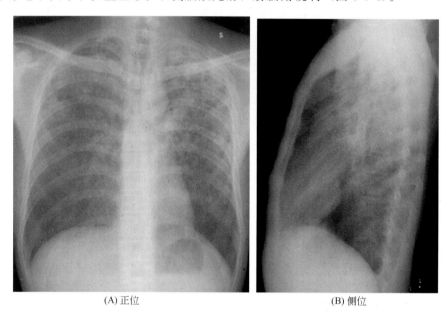

(A) 正位　　　　　　　　　　　　　　　(B) 侧位

图 3-5-4　肺结核

三、继发性肺结核

【临床线索】

肺结核病早期常无症状或仅有轻微咳嗽、胸痛等非特异性症状。常见症状有两类，一类是全身中毒性症状，如低热、盗汗、疲乏、消瘦、食欲不振等；另一类是结核病变直接引起的咳嗽、咯血、胸痛等症状。

【检查方法】

胸部正位片、侧位片。

【X线征象】

① 边缘模糊的斑片状及云絮状阴影：病灶好发于两肺上叶尖后段和下叶背段，以上叶尖后段尤为多见。病灶可单发或多发。病灶内密度减低区为病灶溶解空洞形成表现，有时还可见引流支气管。

② 球形阴影：2cm 以上干酪病灶被纤维包膜包裹称为结核瘤。大多数结核瘤为 2～3cm，也有的在 4cm 以上。多发生于两肺上叶尖后段与下叶背段，单发病灶较多发者常见。表现为边缘光滑清楚的球形或近似球形阴影，在病灶与胸膜面间可见宽 1mm、长 1～2cm 的线状粘连带或幕状粘连，结核瘤密度较高且较均匀，有的结核瘤内可见钙化。结核瘤内的干酪样坏死物质液化并经支气管排出后可形成空洞，有时可见引流支气管。在结核瘤周围常

可见卫星灶。

③ 肺段或肺叶阴影：干酪性肺炎表现为肺段或肺叶实变，其中所见不规则透明区为急性空洞形成表现。有时可在同侧或对侧肺内见经支气管播散的斑片状边缘模糊阴影。在抗结核治疗下，渗出性病变较易吸收，增殖性病变不容易吸收，干酪性肺炎可吸收或纤维化，也可演变为慢性纤维空洞型肺结核。

④ 空洞、纤维化：在胸片上于一个肺野或两个肺野内可见形状规则或不规则厚壁空洞，在其周围有较广泛的纤维索条状病灶及新旧不一的结节状病灶，病变同侧下方或对侧可见斑片状及结节状播散病灶。纤维病变广泛时，可使胸廓塌陷，肺门部血管及支气管向上移位，其血管分支近似垂直走行，状似垂柳。纵隔向患侧移位，无病变区域呈代偿性肺气肿，常伴有胸膜肥厚粘连。

【报告范例 1】

报告示范：左肺尖、双肺上野可见斑片影、索条影，密度不均。胸廓对称，纵隔、气管居中。心脏形态、大小、位置正常。双侧膈肌光滑，肋膈角锐利（图 3-5-5）。

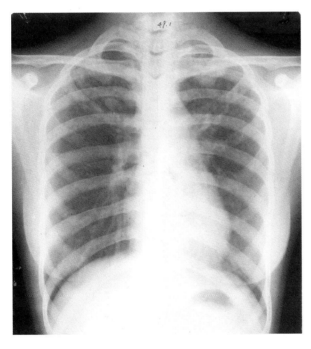

图 3-5-5　继发性肺结核

【报告范例 2】

报告示范：右肺上野可见结节，边缘清楚，直径约 2.1cm，密度较高。胸廓对称，纵隔、气管居中。心脏形态、大小、位置正常。双侧膈肌光滑，肋膈角锐利（图 3-5-6）。

【报告范例 3】

报告示范：右肺中上野见斑片状实变影，密度不均，部分密度较高。纵隔、气管居中。心脏形态、大小、位置正常。双侧膈肌光滑，肋膈角锐利（图 3-5-7）。

【报告技巧与提示】

① 继发性肺结核为已静止的肺内原发灶重新活动，也可为外源性感染所致，此型为成人肺结核中最常见的类型，病变预后差别较大。纤维厚壁空洞与不规则空洞、广泛纤维性病变及经支气管播散的病灶同时存在，也可导致经血行肺内或肺外播散。病变好转，空洞可闭合，肺内病变以纤维性病变为主体时称肺硬变。

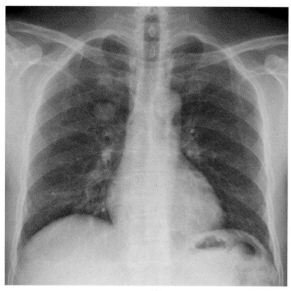

| (A) 正位 | (B) 侧位 |

图 3-5-6　结核球

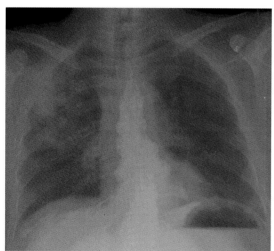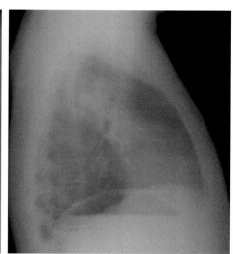

| (A) 正位 | (B) 侧位 |

图 3-5-7　干酪样肺炎

② 红细胞沉降率增加，痰结核杆菌检查阳性率高。当病变形成空洞及纤维化时，在临床上可有反复低热、咳嗽、咳痰、咯血、胸痛及气短，痰结核杆菌可阳性。

四、结核性胸膜炎

【临床线索】

结核杆菌或其代谢产物进入处于高敏状态的胸膜腔中引起的胸膜炎症，临床上已排除其他原因引起的胸膜炎。

【检查方法】

胸部正位片、侧位片。

【X 线征象】

① 游离性胸腔积液：积液量达 250ml 以上，在胸部 X 线检查时可发现。胸腔少量积液时，可见肋膈角变钝，此时行胸部透视借助于体位与呼吸可见液体移动。较大量胸腔积液时，于下胸部或中下胸部可见大片均匀致密阴影，其上界呈外高内低的反抛物线形状，纵隔可向健侧移位。

② 肺底积液：立位胸部透视或摄片颇似一侧横膈升高，膈顶最高点移至横膈外侧，卧位透视或摄片可见患侧胸部呈均匀一致性密度增高影，横膈显示清楚，其位置及形态正常。

③ 包裹性积液：包裹性胸腔积液多发生于胸腔中下方后部或侧面。呈单发或多发扁丘状或半球形边缘清楚阴影，具有胸膜外征。

④ 叶间积液：叶间积液多与游离性胸腔积液或包裹性积液并存，也可单独出现。在正位胸片上呈边缘清楚的圆形或长椭圆形阴影，在侧位胸片上于水平裂或/和斜裂部位可见梭形边缘清楚阴影。

⑤ 结核性胸膜炎并发支气管胸膜瘘时，可呈液气胸或包裹性液气胸表现。游离性液气胸呈横贯胸膜腔的液平面，包裹性液气胸时，于包裹性胸膜炎阴影内可见液平面。支气管胸膜瘘时出现的液气胸表现与胸腔抽液后形成的液气胸表现相同，应结合临床进行鉴别诊断。

【报告范例 1】

报告示范：右肺中下野见大片均匀致密阴影，其上界呈外高内低的反抛物线形状。纵隔、气管居中。心脏形态、大小、位置正常。左侧膈肌光滑，肋膈角锐利（图 3-5-8）。

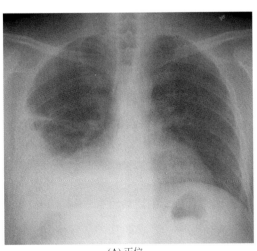 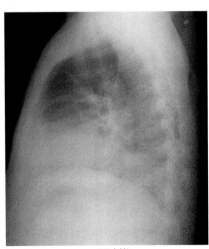

(A) 正位　　　　　　　　　　　　　　　　　(B) 侧位

图 3-5-8　胸腔积液

【报告范例 2】

报告示范：双肺纹理增强，右侧膈肌影抬高，膈顶最高点移至横膈外侧。胸廓对称，纵隔、气管居中。心脏形态、大小、位置正常。左侧膈肌光滑，肋膈角锐利（图 3-5-9）。

【报告技巧与提示】

① 胸膜炎可与肺结核同时存在，也可单独出现而无肺内病灶。位于胸膜下的肺内结核病灶直接蔓延，累及胸膜引起的胸腔积液常与肺结核同时存在。淋巴结内结核杆菌经淋巴管逆流至胸膜者可单独发生胸膜炎。结核性胸膜炎可见于任何年龄，儿童与青少年多见。

② 干性结核性胸膜炎以发热及胸部剧烈疼痛为主要症状，深呼吸及咳嗽时胸痛加重，

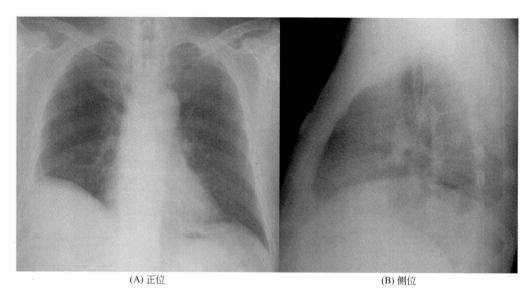

(A) 正位   (B) 侧位

图 3-5-9　肺底积液

听诊可闻胸膜摩擦音。渗出性结核性胸膜炎多为单侧。渗出液一般为浆液性，偶为血性。胸水化验有利于鉴别胸腔积液性质。

■■■ 第六节　肺　肿　瘤　■■■

一、支气管肺癌

【临床线索】

　　肺癌的主要临床表现为咯血、刺激性咳嗽和胸痛。间断性痰中带有少量血丝是本病的重要临床表现。中央型肺癌的临床症状出现较早，且较周围型明显。当肿瘤发生转移后，根据转移部位出现相应的临床症状和体征。

【检查方法】

　　胸部正位片、侧位片。

　　1. 中央型肺癌

【X线征象】

　　① 早期肺癌：胸片上可无异常发现，也可表现为肺段或肺叶阴影，还可表现为因支气管阻塞引起的条状或小斑片状阻塞性肺炎或肺不张。肺癌引起的阻塞性肺炎可经抗感染治疗暂时吸收，但短期内在同一部位可又出现。

　　② 进展期肺癌。

　　a. 瘤体征象：肺门区肿块影和支气管狭窄或梗阻。

　　b. 支气管阻塞的继发征象：肺不张、阻塞性肺炎、肺气肿和支气管扩张。

【报告范例】

　　报告示范：双侧胸廓对称，右肺纹理增多增粗，右肺上叶大片状阴影，下缘呈反抛物线状，右肺门影增大，左肺透光度增高，心影增大，双侧肋膈角锐利（图 3-6-1）。

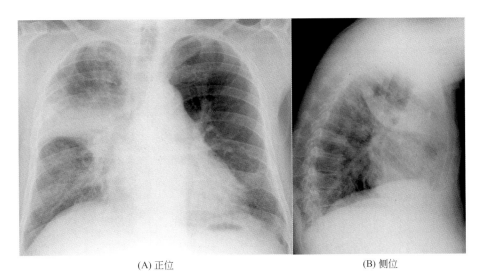

(A) 正位　　　　　　　　　　　　　　(B) 侧位

图 3-6-1　右肺中央型肺癌伴阻塞性肺炎

【报告技巧与提示】

有明显肿块及支气管阻塞征象可以明确诊断，其他的建议进一步行 CT 检查。

2. 周围型肺癌

【X 线征象】

（1）早期肺癌　胸片可以发现 5mm 左右病灶。

① 实性结节：早期周围型肺癌中最常见的类型，占早期周围型肺癌的 80％ 左右，胸片表现为 2cm 或 2cm 以下孤立的结节影，大多数边缘有毛刺、分叶或脐凹。

② 磨玻璃密度结节：胸片上表现为 2cm 或 2cm 以下边缘模糊的斑片状阴影。

③ 空洞影：此型占早期周围型肺癌的 3％ 左右。在胸片上表现为壁较厚且薄厚不均匀的小空洞，空洞壁外缘较清楚，有时可见分叶征。在动态观察上，2cm 以下的周围型肺癌一般增长较慢，可经过 3～6 个月，甚至 1 年时间增长不明显，而直径 3cm 以上的周围型肺癌增长较快，经过 3～6 个月可见较明显增大。

【报告范例】

报告示范： 双侧胸廓对称，肺纹理走行正常，气管居中，双侧肺门不大，左肺上叶实性结节阴影，边缘不规则，纵隔无移位，心影大小正常，双侧肋膈角锐利（图 3-6-2）。

（2）进展期肺癌

① 瘤体征象：周围型肺癌的肿块阴影多数有分叶或脐样切迹，边缘不规则，也可呈边缘平滑的无分叶球形阴影。

② 邻近胸膜受侵征象：鳞癌侵犯胸膜多表现为限局性胸膜增厚，腺癌多引起胸膜凹陷。当肿瘤内形成大量瘢痕时，由于瘢痕收缩牵拉肿瘤表面胸膜形成胸膜凹陷。胸膜凹陷在 X 线片上表现为线样阴影和三角形阴影。

③ 胸部转移征象：肺内多发小结节病灶，也可表现为网线与粟粒结节的癌性淋巴管炎、肋骨破坏、胸膜肿块、胸腔积液、心包积液与肿块、纵隔及肺门淋巴结增大等。

【报告范例】

报告示范： 双侧胸廓对称，右肺上叶可见肿块阴影，边缘可见浅分叶，右侧肺门增大，气管居中，纵隔无移位，心影大小正常，双侧肋膈角锐利（图 3-6-3）。

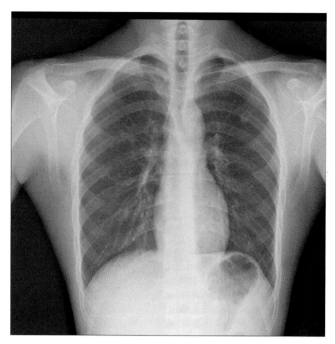

图 3-6-2 左肺上叶早期周围型肺癌

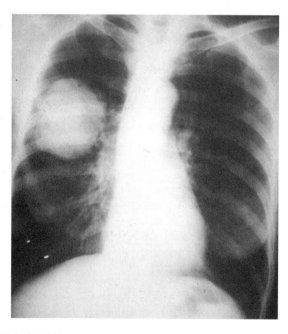

图 3-6-3 右肺上叶进展期周围型肺癌

【报告技巧与提示】

注意与肺炎性假瘤鉴别。

二、肺转移瘤

【临床线索】

多数肺转移瘤患者首先有原发肿瘤的临床症状及体征。肺转移瘤病变较轻微的患者可无任何症状。主要临床表现为咳嗽、呼吸困难、胸闷、咯血和胸痛等。

【检查方法】

胸部正位片、侧位片。

【X 线征象】

① 血行转移瘤为肺内多发结节影像，结节大小不等，可为多发大结节、1cm 以下小结节或粟粒结节。结节呈随机分布，可位于胸膜下、支气管血管束周围及肺内。结节的密度均匀，骨肉瘤转移可有钙化。

② 淋巴管转移可为弥漫性或局限性分布，后者位于一侧肺或 1～2 个肺叶。常有小叶间隔增厚、支气管血管束增粗。肺内有多发小结节，主要位于胸膜下、支气管血管束周围及小叶间隔。

【报告范例】

报告示范： 双侧胸廓对称，双肺可见多发散在圆形结节影，边缘较光滑，结节大小不等，分布不均，气管居中，双侧肺门不大，纵隔无移位，心影大小正常，双侧肋膈角锐利（图 3-6-4）。

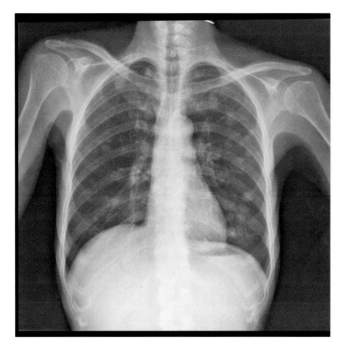

图 3-6-4　双肺多发转移瘤

【报告技巧与提示】

注意与双肺弥漫性病变进行鉴别，如肺结核，如有原发肿瘤可明确诊断。

三、肺错构瘤

【临床线索】

位于肺段以下支气管和肺内的错构瘤称为周围型错构瘤。发生在肺段及以上支气管内者称为中央型错构瘤。周围型错构瘤较多见，在肺内形成结节及肿块。中央型错构瘤阻塞支气管引起阻塞性肺炎和肺不张。较大的肿瘤可引起咳痰、咯血，并引起气短等压迫症状。

【检查方法】

胸部正位片、侧位片。

【X线征象】

① 中央型错构瘤：引起支气管阻塞时在胸片上可表现为范围不同的阻塞性肺炎或肺不张阴影，如肺段实变阴影、肺叶实变阴影或片状阴影，经抗生素治疗，病变可以减轻，但多数不能完全吸收，有时可反复出现。

② 周围型错构瘤：肺内孤立结节或肿块影，以2~3cm多见，纤维型错构瘤瘤体较大。肿瘤呈圆形或椭圆形。边缘光滑清楚，也可呈波浪状，肿块的密度中等且均匀，软骨型错构瘤内可见爆米花样钙化，纤维型错构瘤内可有囊变。

【报告范例】

报告示范：双侧胸廓对称，右肺下叶背段可见结节影，边缘光滑清楚，内可见小点状钙化，气管居中，双侧肺门不大，纵隔无移位，心影大小正常，双侧肋膈角锐利（图3-6-5）。

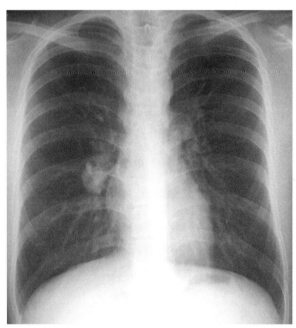 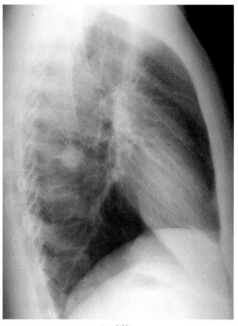

(A) 正位　　　　　　　　　　　　　　　　(B) 侧位

图 3-6-5　肺错构瘤

【报告技巧与提示】

如有爆米花样钙化可明确诊断，和肺癌不能鉴别时，建议进一步行CT检查。

■■■ 第七节　肺尘埃沉着病 ■■■

一、硅沉着病（矽肺）

【临床线索】

患者有长期吸入生产粉尘而引起的以肺组织纤维化为主的全身性疾病。

【检查方法】

胸部正位片、侧位片。

【X 线征象】

　　① 早期小阴影多成簇出现，首先见于中下肺野中外带，右肺早于左肺，有 $10\%\sim15\%$ 可先在上肺野出现。每个类圆形小阴影密度由淡变浓，边界锐利，与周围肺组织界限分明。结节影可有钙化。晚期矽肺可出现"八字形"或长条形大阴影，为融合团块的表现。

　　② 肺门淋巴结蛋壳样钙化有助于与其他肺尘埃沉着病（尘肺）区别，但并无特异性，还可见于非尘肺性质疾病，如结节病等。

【报告范例】

　　报告示范：双侧胸廓对称，双肺可见弥漫分布的小结节影，结节密度较高，气管居中，双侧肺门不大，纵隔无移位，心影大小正常，双侧肋膈角锐利（图 3-7-1）。

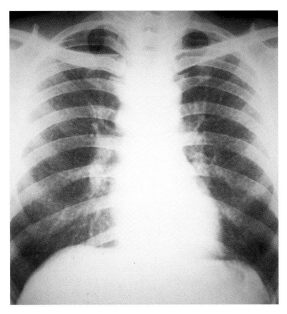

图 3-7-1　Ⅱ 期砂肺

【报告技巧与提示】

　　Ⅱ 期砂肺注意与粟粒型肺结核鉴别，后者有典型的结合临床症状，前者多有粉尘吸入病史。

■■■ 第八节　胸　膜　病　变 ■■■

一、胸膜炎

【临床线索】

　　感染是引起胸膜炎较常见的原因。急性期可有高热、气急、胸痛等症状；慢性期中毒症状减轻，主要表现为慢性消耗性疾病的体征。

【检查方法】

　　胸部正位片、侧位片。

【X 线征象】

　　① 干性胸膜炎：膈角模糊，横膈升高，膈肌运动受限。

　　② 渗出性胸膜炎：参见"结核性胸膜炎"。

【报告范例】

　　报告示范：双侧胸廓对称，双侧肺野清晰，肺纹理走形正常，气管居中，双侧肺门不大，纵隔无移位，心影大小正常，双侧肋膈角锐利，右侧膈面胸膜局限性增厚伴钙化（图3-8-1）。

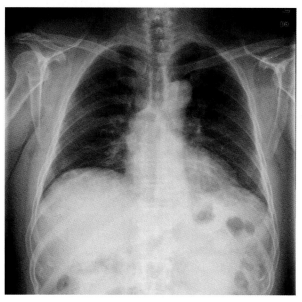

图 3-8-1　胸膜炎

二、气胸和液气胸

　　1. 气胸

【临床线索】

　　自发性气胸时患者突然有胸闷、气短、患侧胸痛症状。

【检查方法】

　　胸部正位片、侧位片。

【X线征象】

　　① 肺脏被气体压缩，于壁层与脏层胸膜之间形成气胸区，或称为气胸带。此区无肺纹理，气胸带的宽窄决定于胸腔内气体量的多少，少量气胸时，气胸带呈线状、带状，呼气时显示较清楚，肺轻度被压缩。

　　② 诊断气胸时应注意不要把皮肤皱褶误认为压缩肺边缘。大量气胸时，气胸区可占据肺野的中外带，内带为压缩的肺，呈密度均匀软组织影。壁层与脏层胸膜粘连时，可形成限局性气胸。大量气胸时可使纵隔明显向健侧移位，膈向下移位。张力性气胸表现为大量气胸，肺脏受压显著。不能仅根据一次胸片提出张力性气胸诊断，应根据胸片动态变化及临床症状做出诊断。

【报告范例】

　　报告书写：左侧胸腔外带可见带状无肺纹理区及压缩肺边缘，气管右偏，双侧肺门不大，纵隔右移，心影大小正常，双侧肋膈角锐利（图3-8-2）。

　　2. 液气胸

【临床线索】

　　胸膜腔内液体与气体同时存在为液气胸。临床上常有支气管胸膜瘘、外伤、手术及胸腔

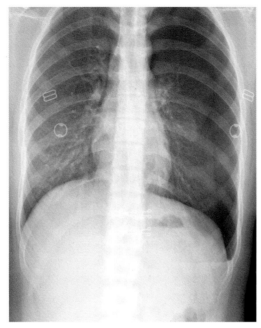

图 3-8-2 气胸

穿刺史。

【检查方法】

胸部正位片、侧位片。

【X 线征象】

立位胸部摄片可见横贯胸腔的液平面，液体上方有时可见被气体压缩的肺组织。液体较少时，仅于肋膈角部位可见液平面。气体较少时，可只见液平面而看不见气胸征象。

【报告范例】

报告书写：左侧可见气胸带、胸膜粘连及横跨胸腔的液平面，气管右偏，双侧肺门不大，纵隔右移，心影大小正常，右侧肋膈角锐利（图 3-8-3）。

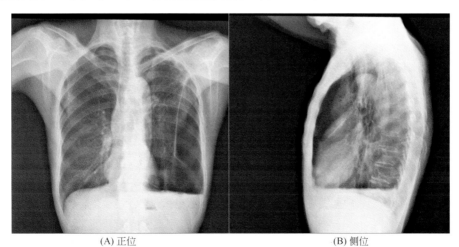

(A) 正位   (B) 侧位

图 3-8-3 左侧液气胸

【报告技巧与提示】

注意胸膜病变与肺内病变的鉴别。

■■■ 第九节 胸部外伤 ■■■

一、肋骨骨折

【临床线索】

患者有明确外伤史，常为胸壁钝伤所致，受伤部位有明显压痛。

【检查方法】

胸部正位片、侧位片。

【X线征象】

一般为多发肋骨骨折，也可为单发肋骨骨折，还可是同一肋骨的双骨折。

【报告范例】

报告示范： 左侧第8后肋可见明显骨折线，断端错位，气管居中，双侧肺门不大，纵隔无移位，心影大小正常，主动脉弓迂曲，右侧肋膈角锐利（图3-9-1）。

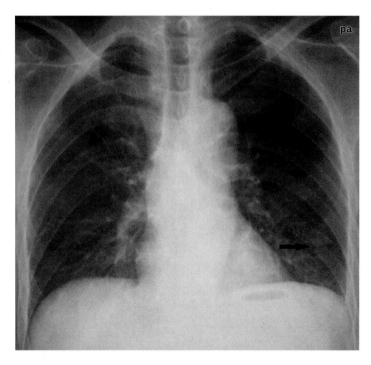

图 3-9-1 肋骨骨折

【报告技巧与提示】

不全骨折与错位、不明显的骨折及膈下肋骨的骨折容易漏诊。发生于腋段的肋骨骨折亦易被遗漏。又因肋骨骨折常伴发广泛皮下气肿、气胸、纵隔气肿及肺出血，使肋骨骨折显示不清楚，所示平片上肋骨骨折诊断不明确，又有明显临床体征时，建议进一步行肋骨三维

CT 检查。

二、肺挫伤

【临床线索】

肺挫伤为常见的肺实质损伤。轻者仅有胸痛、胸闷、气促、咳嗽和血痰等，听诊有散在啰音。严重者则有明显呼吸困难、发绀、血性泡沫痰、心动过速和血压下降等。

【检查方法】

胸部正位片、侧位片。

【X 线征象】

① 由于肺挫伤引起肺泡腔内有水肿液及血液渗出，并可进入到血管或支气管周围的肺间质内。在 X 线片上可呈范围不同的不规则斑片状或大片状阴影，密度中等，边缘模糊。

② 支气管与血管周围漏出液及出血可表现为肺纹理边缘模糊。

③ 受伤即刻或伤后 6h 左右出现肺挫伤改变，24～48h 开始吸收，3～4 日可完全吸收。吸收较慢者可于 1～2 周后完全吸收。

【报告范例】

报告示范： 左肺中上野及右肺下叶可见多发斑片状模糊影，右侧第 7 后肋骨皮质不连续。胸廓对称，气管居中，双侧膈肌光滑，肋膈角锐利（图 3-9-2）。

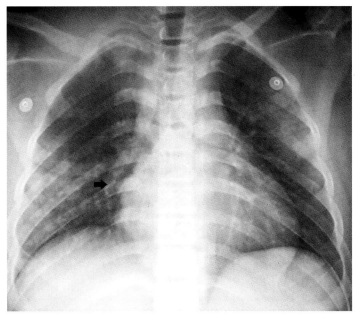

图 3-9-2　两肺挫伤，右侧肋骨骨折

【报告技巧与提示】

注意与肺炎鉴别，从有无外伤史、临床症状及病变吸收速度可加以鉴别。

第四章

循环系统疾病的
X 线诊断报告书写技巧

■■■■ **第一节　循环系统读片基础** ■■■■

一、心脏大血管的 X 线摄片常规投照体位

心脏大血管的 X 线摄片常规体位包括后前位（心脏远达正位像）、右前斜位、左前斜位和左侧位。传统上常将前三种体位联合应用，称为心脏三位像。

（1）后前位像　为减小心影的放大率所致的失真，采用 X 线管球至片盒距离为 2m 的后前位投照，又称为心脏远达正位像。一般在平静吸气下屏气投照。后前位像心影的放大率不超过 5％，可用于心脏径线的测量（图 4-1-1）。

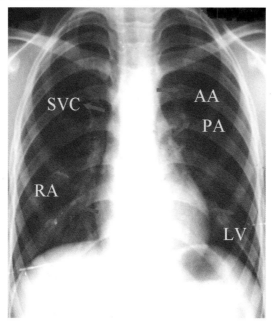

图 4-1-1　心脏后前位像

SVC—上腔静脉，RA—右心房，AA—主动脉段，PA—肺动脉段，LV—左心室

（2）右前斜位像　右胸前旋，身体冠状面与片盒呈 45°投照。经常联合食道吞钡检查，观察左房增大对食道的压迫移位，另外此体位是观察右心室及肺动脉圆锥的重要体位（图 4-1-2）。

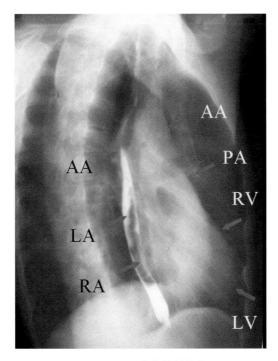

图 4-1-2　心脏右前斜位像

AA—主动脉结，LA—左心房，RA—右心房，PA—肺动脉段，RV—右心室，LV—左心室

（3）左前斜位像　左胸前旋，身体冠状面与片盒成 60°投照。这是观察主动脉全貌和分析左室、右室、右房增大的重要体位（图 4-1-3）。

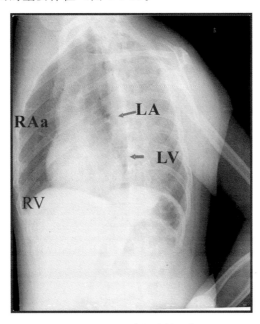

图 4-1-3　心脏左前斜位像

RAa—右心房，RV—右心室，LV—左心室，LA—左心房

（4）左侧位像 观察胸廓畸形（如漏斗胸、鸡胸、桶状胸、直背综合征）、主动脉瘤及纵隔肿物的较适宜体位。可同时应用食道吞钡检查，观察左房增大情况。肺源性心脏病的检查也常应用左侧位像（图4-1-4）。

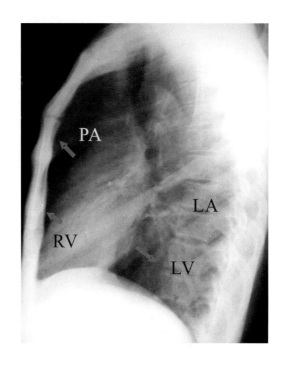

图 4-1-4 心脏左侧位像
PA—肺动脉段，RV—右心室，LV—左心室，LA—左心房

二、正常心影形态及心胸比测量

（1）垂位心 一般见于瘦长体形者，胸廓狭长，横膈低位。心影狭长，心脏轴线与横膈夹角 $\alpha > 45°$，心膈面小，心胸比也常小于 0.5，甚至可达 0.3 左右（图4-1-5）。

（2）横位心 见于肥胖体形者，胸廓短而宽，横膈高位，心脏横踞于膈上，心脏轴线与横膈夹角 $\alpha < 45°$ 心膈面增大，心胸比大于 0.5（图4-1-6）。

（3）斜位心 或称中间型心脏，见于体格适中或健壮者，胸廓宽高适中，心膈面适中，心脏轴线与横膈夹角 $\alpha \approx 45°$，心胸比 0.5 左右（图4-1-7）。

（4）心胸比 自左心缘、右心缘至体中线的最大距离分别为 T_1 和 T_2，$T_1 + T_2 =$ 心脏横径。心脏横径与胸廓横径（通过右膈顶水平胸廓的内径）之比即为心胸比。国内外普遍认为 0.5 是成人心胸比的正常上限。$0.51 \sim 0.55$ 为轻度增大，$0.56 \sim 0.60$ 为中度增大，0.6 以上为重度增大。婴幼儿心胸比应 ≤ 0.55。心胸比受横膈位置的影响较大，但因此法简便，成人儿童均适用，仍为目前国内外最常用的心脏测量方法。

三、心脏房室增大的 X 线征象

1. 左心房增大

先向后、向上继之向左右扩大，观察左心房增大的最敏感体位为后前斜位及左侧位。常

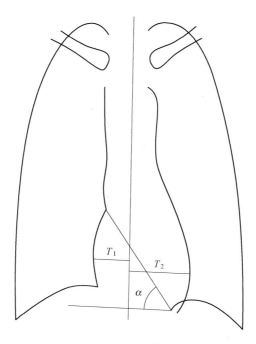

图 4-1-5 垂位心

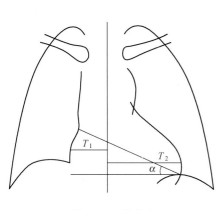

图 4-1-6 横位心

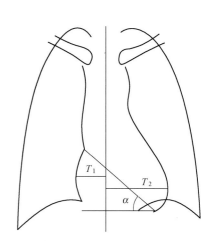

图 4-1-7 斜位心

见于二尖瓣狭窄、动脉导管未闭、室间隔缺损、左心衰竭。

（1）后前位（图 4-1-8）

① 心底部双重密度影。

② 左心房向右扩展与右心房一起构成右心缘，称为"双房边缘征"或"双边征"。

③ 左心耳突出构成左心缘第三弓，居肺动脉干下方。

④ 气管分叉角度开大，为左心房增大后期出现的征象。

（2）右前斜位吞钡 食管中下段受压移位，按其受压移位程度可分为 3 度。Ⅰ度，食管前缘受压，无整体移位；Ⅱ度，食管受压后移，未超过脊柱前缘；Ⅲ度，食管明显受压移位，超过脊柱前缘（图 4-1-9）。

（3）左前斜位

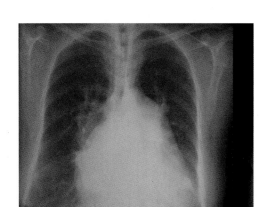

图 4-1-8　左心房增大（后前位，二尖瓣型心）

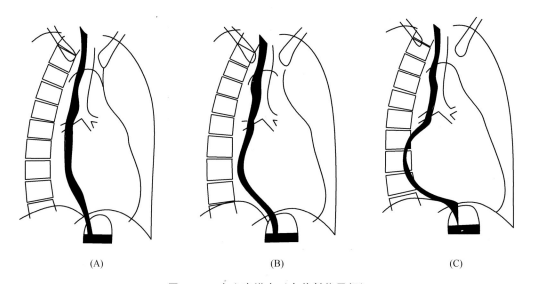

　　　　(A)　　　　　　　　　　(B)　　　　　　　　　　(C)

图 4-1-9　左心房增大（右前斜位吞钡）

① 心后缘上段隆凸，左主支气管受压抬高。

② 主动脉窗变小。

2. **右心房增大**

先向前上继之向后下扩大，显示右心房增大的最敏感体位为左前斜位。

（1）后前位

① 右房段向右上方膨突。

② 右房高/心高＞0.5。

（2）左前斜位（图 4-1-10）

① 右房段（耳部）向上或/和向下延长。

② 右房与右室间出现"成角现象"。

（3）右前斜位　心后缘向后下膨突，与食道无关，心后间隙变小。

常见于房间隔缺损、三尖瓣病变、肺静脉畸形引流、右心衰。

3. **左心室增大**

先向左下继之向后扩大，观察的最敏感体位为左前斜位及左侧位。

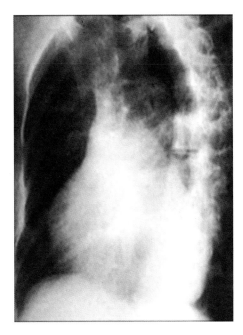

图 4-1-10 右心房增大（左前斜位）

常见于高血压性心脏病、主动脉瓣关闭不全、二尖瓣关闭不全、动脉导管未闭等。

（1）后前位［图 4-1-11（A）］

① 心影呈"主动脉型"，心腰凹陷，左心缘下段延长，向左下膨突。

② 心尖向下移位，相反搏动点上移。

（2）左前斜位［图 4-1-11（B）］

① 心后缘下段向后下膨突，与脊柱重叠。

② 室间沟向前下移位。

（3）右前斜位 心前间隙下部变小，心前缘下段前凸［图 4-1-11（C）］。

（4）左侧位 心后缘下段向后下膨凸超过下腔静脉后缘 15mm 即可诊断［图 4-1-11（D）］。

4. 右心室增大

先向前继之向左上，然后向后扩大，观察的最敏感体位为左前斜位及左侧位，早期仅有肺动脉圆锥扩张时可在右前斜位上观察。

常见于二尖瓣狭窄、肺动脉狭窄、房间隔缺损、法洛四联症、肺源性心脏病。

（1）后前位［图 4-1-12（A）］

① 心脏向两侧扩大，心尖圆隆上翘。

② 主动脉结小，肺动脉段突出或饱满，相反搏动点下移。

（2）左前斜位［图 4-1-12（B）］

① 心前缘下段前凸，心前间隙变小。

② 心膈面延长，室间沟向后上移位。

（3）右前斜位［图 4-1-12（C）］

① 心前间隙变小。

② 肺动脉圆锥明显前凸，>10mm。

（4）左侧位 心前缘前凸，与胸骨接触面增大。

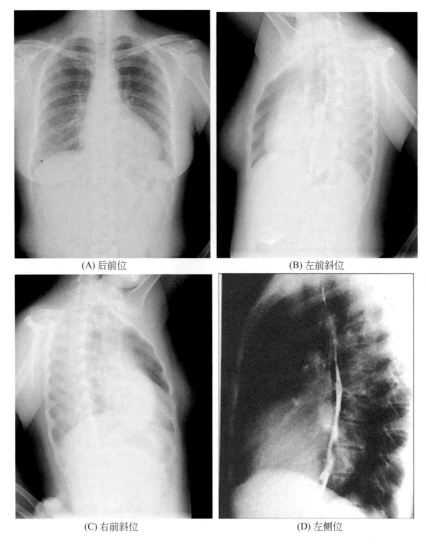

(A) 后前位　　　　　　　　　　　　　(B) 左前斜位

(C) 右前斜位　　　　　　　　　　　　(D) 左侧位

图 4-1-11　左心室增大（主动脉型心）

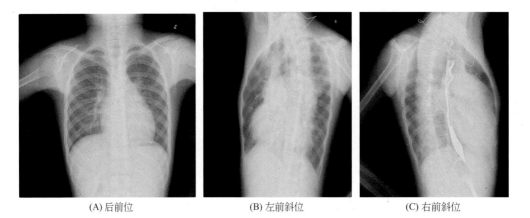

(A) 后前位　　　　　　(B) 左前斜位　　　　　　(C) 右前斜位

图 4-1-12

四、肺循环异常的X线征象

肺循环异常可分为肺血增多、肺血减少、肺淤血、肺水肿及肺动脉高压等。

1. 肺血增多

肺血增多即肺充血，指肺动脉血流量异常增多（图 4-1-13）。X线表现为肺纹理增粗、增多；肺动脉段凸出，肺门血管扩张，右下肺动脉干成人横径＞1.5cm，幼儿横径＞胸锁关节水平气管的横径，血管边缘清晰，透视下可见"肺门舞蹈"（即肺门及肺动脉干搏动明显增强）；肺野透过度正常。常见于左向右分流先天性心脏病、甲状腺功能亢进、贫血等心排血量增加的疾病。

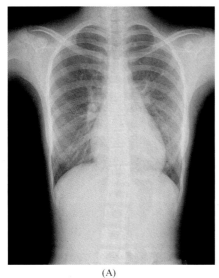 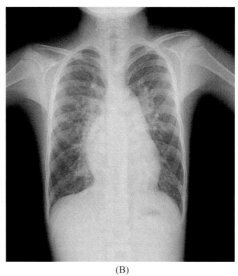

(A)　　　　　　　　　　　　　　　　　(B)

图 4-1-13　肺血增多

2. 肺血减少

肺血减少即肺动脉血流量的异常减少（图 4-1-14）。X线表现为肺纹理纤细、稀疏；肺门动脉正常或缩小，肺动脉段突出，平直或凹陷，透视下肺门搏动减弱；肺野透过度增高；严重肺血减少时，正常肺门影消失代之以粗乱网状纹理，为体动脉侧支循环形成。常见于右心排血受阻或兼有右向左分流的先天性心脏病（肺动脉狭窄、法鲁四联症），三尖瓣闭锁或肺动脉瓣闭锁，肺动脉阻力增高，肺动脉分支狭窄、栓塞等病变。

3. 肺淤血

肺静脉回流受阻导致血液在肺内淤滞，称为肺淤血（图 4-1-15）。X线表现为上肺静脉扩张，下肺静脉正常或缩小，肺血重新分配；肺门影增大，主要是上部的静脉扩张，边缘模糊；肺纹理增多，边缘模糊；肺野透过度降低。常见于左房阻力增加的疾病，如二尖瓣狭窄、左房内肿瘤等；左室阻力增加的疾病，如主动脉瓣狭窄、高血压及各种病因所致的左心衰竭；以及各种造成肺静脉阻力增加的疾病，如各种先天、后天疾病所致的肺静脉狭窄阻塞等。

4. 肺水肿

肺毛细血管内液体大量渗入肺间质和/或肺泡称为肺水肿。肺毛细血管肺静脉压超过1.3kPa（10mmHg）即为肺静脉高压，一般超过 3.3kPa（25mmHg）血浆即可外渗而引起

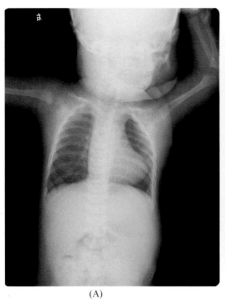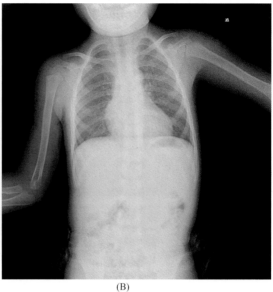

(A)　　　　　　　　　　　　　　　(B)

图 4-1-14　肺血减少

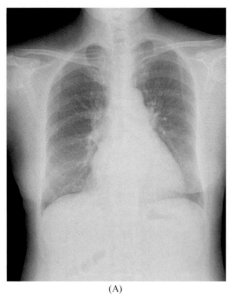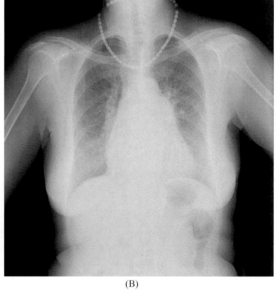

(A)　　　　　　　　　　　　　　　(B)

图 4-1-15　肺淤血

间质性肺水肿以至肺泡性肺水肿，严重者可升高达 6.0kPa（45mmHg）。随着肺静脉高压程度的加重，渗出部位不同可分为间质性肺水肿和肺泡性肺水肿。

（1）间质性肺水肿　在肺淤血基础上，出现各种间隔线。其病理基础为不同部位肺泡间隔水肿增厚的投影（图 4-1-16）。

① Kerley B 线：肋膈角区长 2～3cm、宽 1～3mm 的水平线影，见于二尖瓣狭窄、慢性左心衰竭。

② Kerley A 线：长 5～6cm、宽 0.5～1mm，自肺外围斜向肺门，见于急性左心衰竭。

③ Kerley C 线：两下肺野网格样或蜂窝状影，见于肺静脉压明显增高，较少见。

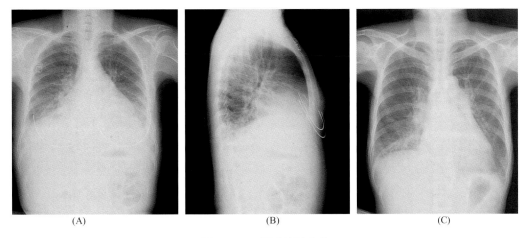

图 4-1-16　间质性肺水肿

④ 胸膜下和胸腔少量积液。

（2）肺泡性肺水肿　当肺静脉压达到 $25\sim30\mathrm{mmHg}$，血浆外渗至肺泡，形成肺泡性肺水肿，常与间质性肺水肿并存（图 4-1-17）。X 线表现为广泛分布的斑片状边缘模糊阴影，密度较低；以肺门为中心的"蝶翼状"阴影，为其典型表现；也可成单侧片状影；对症治疗，阴影变化迅速。多见于急性左心衰竭和尿毒症。

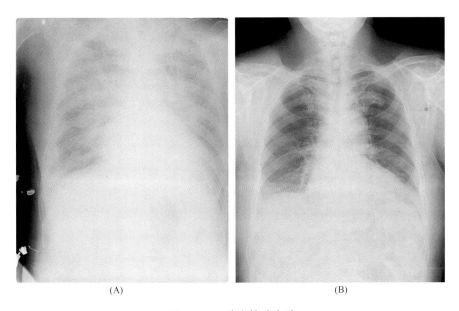

图 4-1-17　肺泡性肺水肿

5. 肺动脉高压

肺动脉收缩压大于 $30\mathrm{mmHg}$ 或平均压大于 $20\mathrm{mmHg}$ 称为肺动脉高压。由肺充血引起者称高流量性肺动脉高压；也可继发于肺内小血管痉挛或狭窄导致的肺静脉循环阻力增大，称为阻塞性肺动脉高压；另外肺静脉高压晚期也可导致继发性肺动脉高压（图 4-1-18）。X 线表现为中心肺动脉扩张，外围分支亦成比例扩张，为高流量性肺动脉高压；肺门动脉显著扩张，而肺动脉外围分支变细，"肺门截断"呈残根征，为阻塞性肺动脉高压；均有右心室增

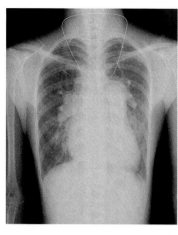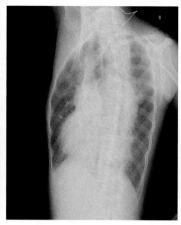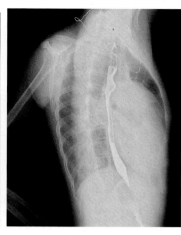

图 4-1-18　肺动脉高压

大；透视下可见"肺门舞蹈"。常见于肺动脉血流量增多、肺小动脉阻力增加的肺胸疾病或为肺静脉高压的后果。

第二节　先天性心脏病

一、房间隔缺损

【临床线索】

患者有活动后呼吸困难、反复呼吸道感染及心力衰竭等病史。听诊于胸骨左缘第 2～3 肋间可闻及 Ⅱ～Ⅲ 级收缩期杂音，性质柔和，呈吹风样。肺动脉瓣区第二音固定分裂。

【检查方法】

胸部正位、侧位像，心脏三位像。

【X 线征象】

① 小的房间隔缺损，肺血和心影可无明显变化。

② 房间隔缺损的典型征象为肺血增多，心脏外形呈"二尖瓣"型，肺动脉段凸出，肺门增大，右心房及右心室增大，主动脉结缩小或正常。

③ 房间隔缺损伴有重度肺动脉高压时，肺动脉呈瘤样凸出，肺门动脉高度扩张，外周肺动脉分支变细、稀疏，形成"残根状"改变，此时右心室增大为主，右心房增大反而不明显。

【报告范例 1】

报告示范：双侧胸廓对称，纵隔、气管居中。双肺肺纹理增强，双肺肺门饱满，肺动脉段略凸，心影形态大小正常，双侧膈面光滑、肋膈角锐利（图 4-2-1）。

【报告范例 2】

报告示范：胸廓对称，纵隔、气管居中。双肺肺纹理增强，肺门影稍增大，心脏外形呈"二尖瓣型"，主动脉结缩小，肺动脉段平直，心脏横径增大，以右心房及右心室增大为主。心胸比 0.57，双侧膈面光滑、肋膈角锐利（图 4-2-2）。

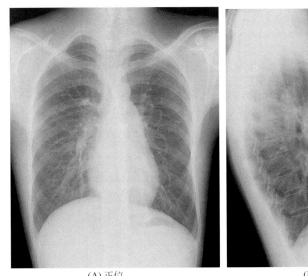

(A) 正位　　　　　　　　　　　　　　(B) 侧位

图 4-2-1　房间隔缺损（少量分流）

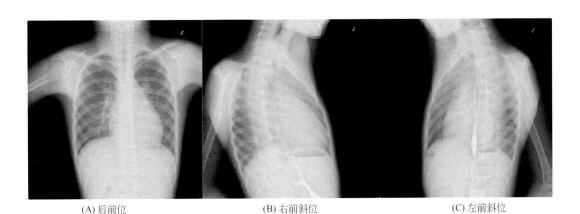

(A) 后前位　　　　　　　(B) 右前斜位　　　　　　　(C) 左前斜位

图 4-2-2　房间隔缺损（少量分流）

【报告范例 3】

　　报告示范：双侧胸廓对称，纵隔、气管居中。双肺肺纹理增强，肺门增大，心脏呈"二尖瓣型"，主动脉结缩小，肺动脉段略凸出，心脏横径增大，以右心房及右心室增大为主。侧位时，心前间隙消失。心胸比 0.61，双侧膈面光滑、肋膈角锐利（图 4-2-3）。

【报告范例 4】

　　报告示范：双侧胸廓对称，纵隔、气管居中。双肺肺纹理增强、增多，肺动脉段显著凸出，心膈面增宽，心尖圆钝。右前斜位，肺动脉圆锥凸出，心前缘前凸，心前间隙明显缩小。双侧膈面光滑、肋膈角锐利（图 4-2-4）。

【报告技巧与提示】

　　两肺肺血增多，"二尖瓣型"心脏等征象较具特征性，如超声提示右心室容量负荷增加及房间隔回声中断，心电图不完全性右束支传导阻滞即可确诊。另外正常透视下可见肺门血管搏动增强，有"肺门舞蹈"表现。

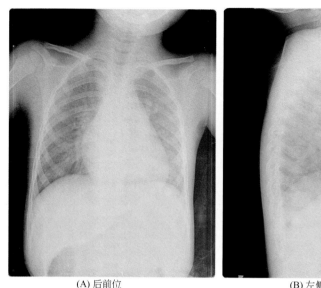

(A) 后前位	(B) 左侧位

图 4-2-3 房间隔缺损（中等量分流）

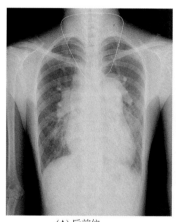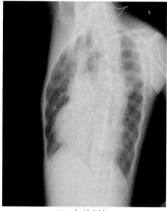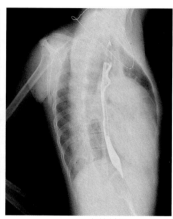

(A) 后前位	(B) 左前斜位	(C) 右前斜位

图 4-2-4 房间隔缺损合并肺动脉高压

二、室间隔缺损

【临床线索】

室间隔缺损可发生于膜周部、漏斗部及肌部。临床上，缺损较小者一般无明显症状。缺损大者，常有劳累后心悸气短，易出现肺部感染。合并重度肺动脉高压时，临床可有发绀，属艾森曼格（Eisenmenger）综合征。

【检查方法】

胸部正位、侧位像，心脏三位像。

【X 线征象】

① 小缺损（≤0.5cm），由于分流量小，心脏形态大小和肺血均可在正常范围。

② 典型表现为心影呈二尖瓣型，中至高度增大，累及左心室、右心室，常以左心室增大为主；肺动脉段中至高度凸出，肺动脉扩张，肺血增多，主动脉结缩小。

③ 室间隔缺损伴重度肺动脉高压时，出现右心室增大突出，并有右心房增大，肺纹理自中带即明显减少变细，即为肺血减少征象，主动脉结明显缩小。此时左心容量负荷几近消失，右心室阻力负荷占主导地位，肺血管出现不可逆改变。临床可有发绀，属艾森曼格（Eisenmenger）综合征。

【报告范例 1】

报告示范：胸廓对称，纵隔、气管居中。双肺肺纹理稍增强、增多，肺动脉段平直，心影中度增大，左心室增大为主，侧位心前缘与胸骨接触面增大，心前间隙下部消失。双侧膈面光滑、肋膈角锐利（图 4-2-5）。

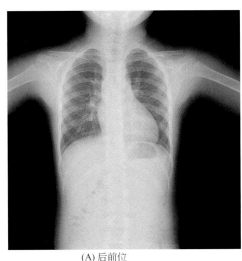

| (A) 后前位 | (B) 左侧位 |

图 4-2-5 室间隔缺损（小缺口）

【报告范例 2】

报告示范：双侧胸廓对称，纵隔、气管居中。双肺肺纹理增强、增多，肺动脉段略凸出，心影中度增大，左室段延长，心膈面增宽。右前斜位，心前缘右室段前凸。左前斜位，左室段、右室段凸出。双侧膈面光滑、肋膈角锐利（图 4-2-6）。

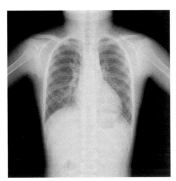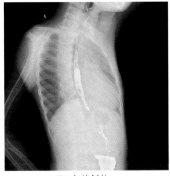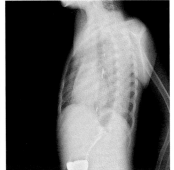

| (A) 后前位 | (B) 右前斜位 | (C) 左前斜位 |

图 4-2-6 室间隔缺损（典型）

【报告范例 3】

报告示范：双侧胸廓对称，纵隔、气管居中。双肺肺纹理中外带明显变细，主动脉结缩小，肺动脉段明显凸出，心影高度增大，右心室增大为主。侧位显示肺动脉圆锥及右室段明显凸出，心前间隙下段消失。双侧膈面光滑、肋膈角锐利（图4-2-7）。

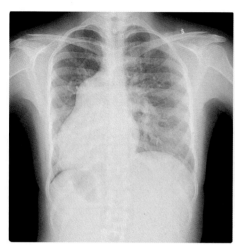 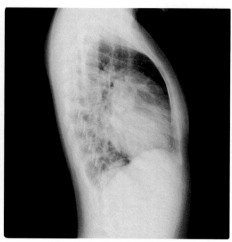

(A) 后前位　　　　　　　　　　　　　　　(B) 左侧位

图 4-2-7　室间隔缺损伴重度肺动脉高压

【报告技巧与提示】

二尖瓣型心脏，常以左心室增大为主。合并肺动脉高压早期双肺肺血多改变，后期右心房代偿性增大，出现肺血减少征象。听诊胸骨左缘第3～4肋间收缩期杂音是较为典型的表现，超声及MRI电影对诊断有重要帮助。

三、动脉导管未闭

【临床线索】

分为圆柱型、漏斗型、窗型。少量分流时患者可无症状；重症者可出现活动后心悸、气短。多数病例于胸骨左缘2～3肋间闻及连续性机器样杂音，伴震颤。心电图示左心室肥厚，双心室肥厚则提示有相应程度肺动脉高压。合并肺动脉高压者杂音常不典型。

【检查方法】

胸部正位、侧位像，心脏三位像。

【X线征象】

① 细小的动脉导管未闭，X线片上心肺表现可正常。

② 典型表现为肺血多，心影呈主动脉型，左心室大，主动脉结增宽。约1/3的病儿可显示漏斗征，是由于导管附着处主动脉壁的局部漏斗形膨出，多偏前外侧壁，表现为主动脉结下方的动脉壁向外膨隆，其下方降主动脉在与肺动脉段相交处骤然内收。

③ 伴有肺动脉高压时，肺动脉段不同程度凸出，严重的可呈瘤样扩张并可出现右心室增大，肺野中内带血管纹理普遍扭曲变细。

【报告范例 1】

报告示范：双肺肺纹理增强、增多，双肺肺门结构饱满，主动脉结略增宽，肺动脉段凸出，左室段下延，左侧位心后间隙消失。双侧膈面光滑、肋膈角锐利（图4-2-8）。

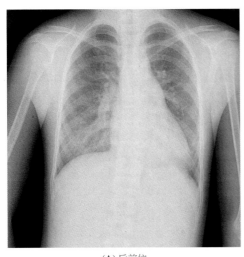
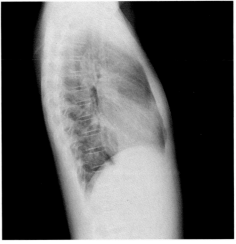

(A) 后前位　　　　　　　　　　　　　(B) 左侧位

图 4-2-8　动脉导管未闭

【报告范例 2】

　　报告示范： 双侧胸廓对称，纵隔、气管居中。双肺肺纹理增强、增多，心影重度增大，主动脉结增宽，肺动脉段明显凸出，左室段下延，心膈面增宽，左侧位左心室段、右心室段均膨隆，心前缘与胸骨接触面增大，心后间隙消失，双侧膈面光滑、肋膈角锐利（图 4-2-9）。

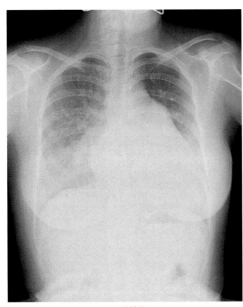
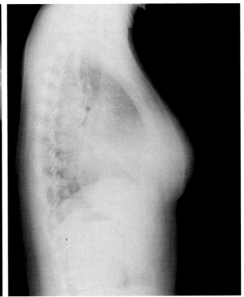

(A) 后前位　　　　　　　　　　　　　(B) 左侧位

图 4-2-9　动脉导管未闭伴肺动脉高压

【报告范例 3】

　　报告示范： 双侧胸廓对称，纵隔、气管居中。双肺肺纹理增强、增多，主动脉结明显增宽，可见"漏斗征"。心脏横径增大，以右室增大为主。心胸比为 0.66。双侧膈面光滑、肋膈角锐利（图 4-2-10）。

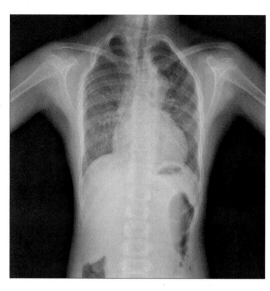

图 4-2-10　动脉导管未闭（后前位）

【报告技巧与提示】

　　双肺肺血多，表明右心室排血受阻，肺动脉充血。"漏斗征"是较为典型的 X 线征象，透视下，主动脉搏动显著增强，有明确的"陷落脉"征象。结合临床提示胸骨左缘 2～3 肋间闻及连续性机器样杂音，伴震颤即可诊断。

四、肺动脉狭窄

【临床线索】

　　肺动脉狭窄多由肺动脉瓣狭窄所致，多累及左肺动脉。多数患者早期无症状。发绀多由于房间水平（卵圆孔未闭、房间隔缺损）右向左分流所致。胸骨左缘 2～3 肋间可闻及 3～4 级收缩期喷射性杂音，有震颤。肺动脉第二音减弱或消失为其特征。轻至中度狭窄的心电图多在正常范围，重度狭窄者多表现为右心室和/或右心房肥厚。

【检查方法】

　　心脏后前位像，胸部正位、侧位像。

【X 线征象】

　　肺动脉狭窄包括肺动脉瓣狭窄和/或瓣下（漏斗部）狭窄，前者多见。

　　① 单纯肺动脉瓣狭窄的 X 线表现较具诊断特征。典型征象为肺动脉段直立样凸出，其上缘多达主动脉弓水平，是血液经过狭窄的瓣口高压喷射并形成涡流，使肺动脉干扩张所致。两个肺门不对称，左肺门影大于右肺门影，在单纯肺动脉瓣狭窄的诊断上较前者更有意义。轻至中度狭窄者肺血多正常。严重肺动脉瓣狭窄或伴有心力衰竭者，肺血减少，右下肺动脉变细和周围肺血管细小，肺野透亮度增高。心影呈"二尖瓣型"，以右室增大为主，可伴有右房增大。如合并三尖瓣关闭不全或右心功能不全，右心房可显著增大。

　　② 漏斗部狭窄 50％以上病例肺动脉段平直或凹陷，心尖上翘，心影呈"靴型"，其余近 50％的病例肺动脉段轻凸，心影呈"二尖瓣型"，右心室不同程度增大，肺动脉段下方常见轻度膨凸，为漏斗部心腔或第三心室边缘，肺血减少程度多较轻。

【报告范例 1】

　　报告示范：双侧胸廓对称，纵隔、气管居中。双肺肺纹理稀疏变细，肺动脉段直立样凸出，左肺门影大于右肺门影，心尖圆隆，右房段向右侧凸出，侧位心前缘与胸骨接触面增大，心前间隙下部消失。双侧膈面光滑、肋膈角锐利（图 4-2-11）。

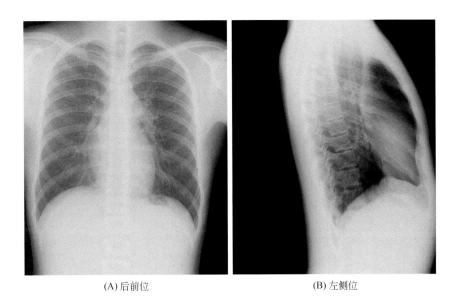

(A) 后前位　　　　　　　　　　　　　　　(B) 左侧位

图 4-2-11　肺动脉瓣狭窄

【报告范例 2】

　　报告示范：双侧胸廓对称，纵隔、气管居中。双肺肺纹理稀疏，肺动脉段直立样凸出，接近主动脉弓水平，右肺门影小，心影呈"二尖瓣型"，心尖圆钝，心膈面增宽。右房段膨隆。双侧膈面光滑、肋膈角锐利（图 4-2-12）。

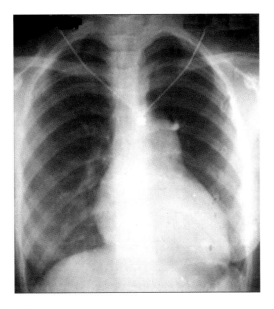

图 4-2-12　重度肺动脉瓣狭窄（后前位）

【报告范例 3】

　　报告示范：双肺肺纹理稀疏，心影呈"靴型"，肺动脉段直立凸出，心尖圆隆上翘（图 4-2-13）。

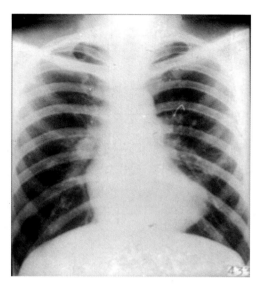

图 4-2-13　肺动脉漏斗部狭窄（后前位）

【报告技巧与提示】

　　双肺肺纹理稀疏、变细，透过度增加为肺血减少征象。侧位，心前缘与胸骨接触面增大，心前间隙下部消失，提示右室增大为主，伴有右房增大。另外肺动脉段突出及两肺门的不对称均为肺动脉瓣狭窄的典型表现，结合临床体征即可诊断。超声及右心室造影可对本病作出定性、定量诊断。

五、法洛四联症

【临床线索】

　　法洛四联症包括肺动脉狭窄、室间隔缺损、主动脉骑跨和右心室肥厚。患儿多于生后4～6个月出现杵状指（趾），口唇发绀，喜蹲踞，重度缺血者可发生缺氧性晕厥。听诊于胸骨左缘2～4肋间闻及收缩期杂音，肺动脉第二心音减弱至消失。心电图示电轴右偏、右心室肥厚。

【检查方法】

　　心脏三位像。

【X线征象】

　　① 心影近似"靴型"，心影无明显增大，心胸比<0.55。

　　② 右心室增大，心尖圆隆上翘。

　　③ 肺动脉段平直或凹陷，肺血少。

　　④ 主动脉结增宽，1/4～1/3合并右位主动脉弓。

　　⑤ 重症者可见肺内粗乱、网状血管纹理，而无明确的肺门结构，此为体肺侧支循环形成的标志。

【报告范例1】

　　报告示范：双肺肺纹理稀疏、纤细，心影中度增大，略呈"靴型"。主动脉结增宽，心腰平直，心尖圆隆上翘；右前斜位，心前缘肺动脉圆锥及右室段膨隆，心前间隙缩小；左前斜位，心前缘前凸，心前间隙缩小，增大的右室向前、向后扩展，心后间隙亦消失（图 4-2-14）。

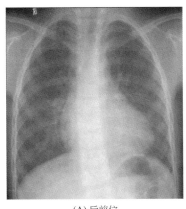
(A) 后前位

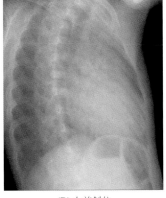
(B) 右前斜位

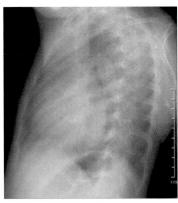
(C) 左前斜位

图 4-2-14 法洛四联症

【报告范例 2】

报告示范： 双肺肺纹理稀疏纤细，双肺透过度增加，心影呈"靴型"，中度增大。主动脉结增宽，心腰凹陷，心尖圆隆上翘。侧位，心前缘与胸骨接触面明显增大，心前间隙变小（图 4-2-15）。

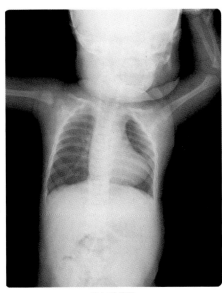
(A) 后前位

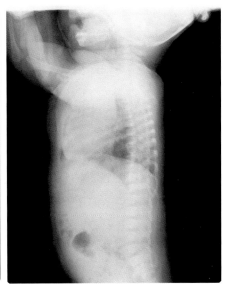
(B) 左侧位

图 4-2-15 法洛四联症

【报告范例 3】

报告示范： 双肺肺纹理粗乱，内中侧带可见网状血管纹理，肺门结构不明确。主动脉结增宽，心腰略凹陷，心尖圆隆上翘。侧位，心前缘与胸骨接触面明显增大，心前间隙变小（图 4-2-16）。

【报告技巧与提示】

法洛四联症多于出生后数月出现发绀，杂音也较典型，结合典型 X 线片表现诊断较易。无明确的肺门结构代之以肺野内中带粗乱的网状血管纹理，为体循环侧支形成。超声可准确

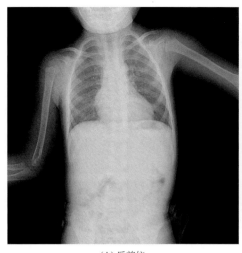
(A) 后前位

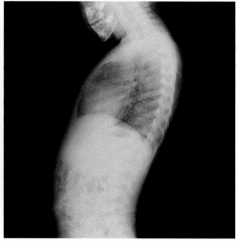
(B) 左侧位

图 4-2-16　法洛四联症

显示心脏的解剖畸形和血流动力学变化，现已成为首选方法。MRI 以多体位、大视野直接成像显示解剖变化，空间分辨率及双肺动脉的观察优于超声。电子束计算机 X 射线断层摄像术（EBCT）与 MRI 效果相似，但需增强。目前，心血管造影仍为法洛四联症诊断的"金标准"。

■■■ 第三节　后天性心脏病 ■■■

一、冠状动脉粥样硬化性心脏病

【临床线索】

　　冠状动脉粥样硬化性心脏病（冠心病）基本病变是冠状动脉粥样硬化斑块引起的冠状动脉管腔狭窄。

　　可有心绞痛、心律失常、心力衰竭、心源性休克，可猝死。心电图检查可见异常 Q 波和 ST-T 段有符合心肌缺血或心肌梗死的改变、心肌酶谱检查在急性梗死发生后 4～8h 内开始升高，12～24h 达高峰。

【检查方法】

　　心脏后前位像、局部放大像。

【X 线征象】

　　① 无高血压的心绞痛患者，X 线片多无异常。

　　② 发生心肌梗死者，50％可为正常 X 线表现，部分可有改变（主动脉型心，以左室大为主，合并左心衰竭时），左房、右室增大，伴不同程度肺静脉高压。

　　③ 合并室壁瘤者，可见左室缘局限性膨凸；"不自然"的左室增大；左室缘搏动异常（搏动减弱、消失或反向）。

　　④ 合并室间隔穿孔者，短时间内心脏增大，以左室大为主，出现肺淤血和肺水肿。

　　⑤ 陈旧心肌梗死，左室壁钙化，左室缘纵隔-心包粘连。

【报告范例 1】

　　报告示范：双肺肺纹理模糊增多，心影增大，大致呈靴型，左心缘饱满，心尖下移，心胸比 0.63（图 4-3-1）。

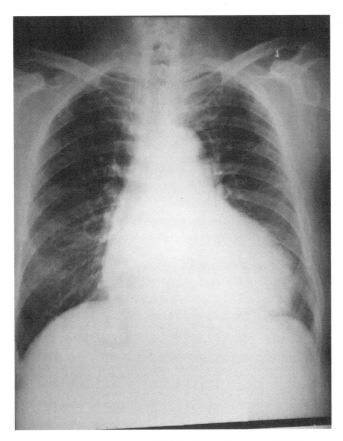

图 4-3-1　陈旧性广泛性前下壁心肌梗死（后前位）

【报告范例 2】

　　报告示范：双肺肺纹理清晰，心影增大，心胸比 0.77，左心室明显增大，心膈面增宽（图 4-3-2）。

【报告范例 3】

　　报告示范：双下肺肺纹理紊乱、增多，双侧肺门饱满，心影增大，大致呈靴型，左心缘可见轻度瘤样膨出（图 4-3-3）（透视下局部有反向搏动）。

【报告范例 4】

　　报告示范：左心室心尖部有蛋壳样钙化（透视下可见反向搏动），为左心室室壁瘤钙化（图 4-3-4）。

【报告技巧与提示】

　　X 线片对冠心病的诊断仅为一种辅助方法，左心室呈瘤样膨出，透视下局部有反向搏动，提示室壁瘤形成。X 线冠状动脉造影及冠状动脉 CT 血管造影能显示狭窄及钙化动脉，超声、EBCT、MRI 及放射性核素显像对心肌功能的测定有重要价值，PET 在鉴别心肌坏死与冬眠上有重要价值。

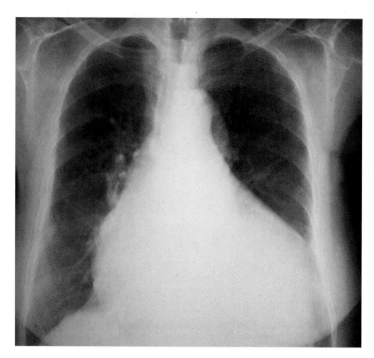

图 4-3-2　冠心病、左心衰竭（后前位）

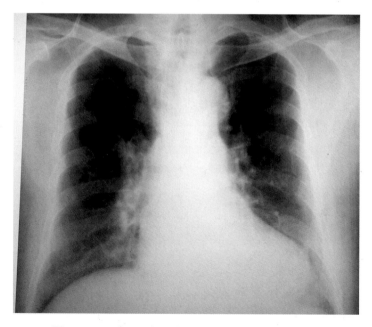

图 4-3-3　两次心肌梗死左心室室壁瘤形成（后前位）

二、高血压性心脏病

【临床线索】

凡收缩压≥140mmHg 和/或舒张压≥90mmHg 的成年人即可诊断高血压。常见症状为头痛、头晕、失眠。发展成高血压性心脏病后可逐渐出现心悸、气短及左心功能不全症状。

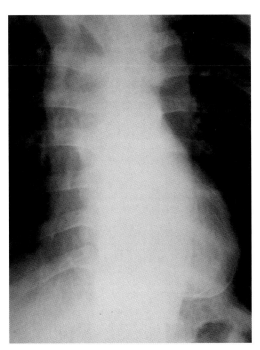

图 4-3-4　左心室室壁瘤蛋壳样钙化
（后前位局部放大像）

【检查方法】

心脏后前位像。

【X 线征象】

因高血压的程度和时间长短不同表现各异，轻者肺纹理正常，心影不大或仅有左室段圆隆；重者心影增大呈"主动脉型"，主动脉迂曲延长，扩张，左心室增大，可有不同程度的肺淤血及间质性肺水肿。

【报告范例 1】

报告示范： 双肺肺纹理清晰，双肺肺门结构正常，心影不大，大致呈"主动脉型"，心尖圆隆向左下方延长，心胸比 0.57。两侧膈面光滑，肋膈角锐利（图 4-3-5）。

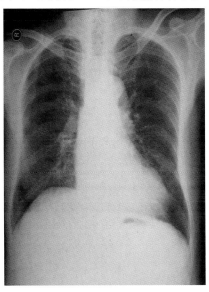

图 4-3-5　高血压性心脏病（后前位）

【报告范例 2】

　　报告示范：双肺肺纹理略增强，双肺肺门结构正常，心影增大，大致呈"主动脉型"，左心室向左下方增大，心胸比 0.62。两侧膈面光滑，肋膈角锐利（图 4-3-6）。

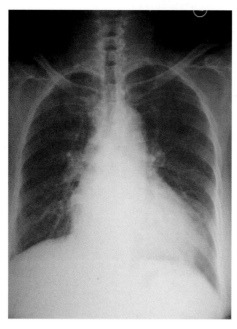

图 4-3-6　高血压性心脏病（后前位）

【报告范例 3】

　　报告示范：双肺肺纹理增多，可见小斑片影及肺野外带细线影，右侧肺门饱满，心影增大，左心缘圆钝，心胸比 0.70（图 4-3-7）。

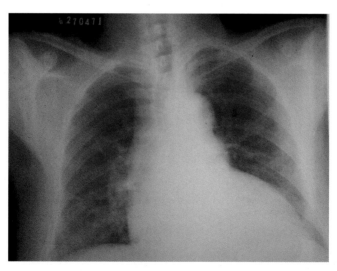

图 4-3-7　高血压性心脏病左心衰竭、肺水肿（后前位）

【报告技巧与提示】

　　临床病史、超声结果对诊断有帮助，描述典型 X 线表现即可，同时应注意观察有无先天性主动脉缩窄、离断，大动脉炎的心胸异常的 X 线征象，如观察主动脉弓下缘与降主动脉连续部有无"3"字形切迹；4～8 后肋下缘有无深浅不等的凹陷性切迹等改变。

三、风湿性心脏病

风湿性心瓣膜病是风湿性心瓣膜炎的后遗病变，各瓣膜均可受累，以二尖瓣受累最常见。病理改变为瓣叶增厚、卷曲、钙化，瓣环粘连，开放受限形成瓣膜狭窄；瓣叶变形，乳头肌和腱索缩短、粘连可引起瓣膜关闭不全。

1. 二尖瓣狭窄

【临床线索】

临床多表现为劳动性呼吸困难，咳嗽，少数病人有咯血。典型者有"二尖瓣病容"，心尖部可闻及隆隆样舒张期杂音，亦可闻及开瓣音、肺动脉第二音亢进等。左心房及右心室增大为二尖瓣狭窄定性诊断的主要依据。

【检查方法】

心脏三位像、局部放大像。

【X线征象】

① 心影"二尖瓣"型，轻至中度增大。

② 房室改变：3/4左房中度增大，左心耳突出；右室增大；左室相对小；主动脉结小。

③ 不同程度肺循环高压-肺淤血改变，压力≥25mmHg时，出现间质性肺水肿，压力≥30mmHg时，肺动脉压不成比例增高，可有含铁血黄素沉积。

④ 二尖瓣区或左房钙化：前者呈星芒状、小斑点状或杯口状致密影；左房钙化为壳状沿左房外缘分布。

【报告范例1】

报告示范：两肺肺纹理模糊、增多，心影略增大，左心耳略外凸，侧位像食管下段见轻度受压改变。两侧膈面光滑，肋膈角锐利（图4-3-8）。

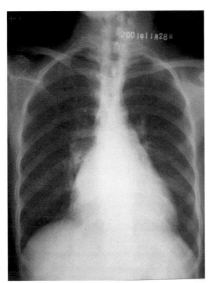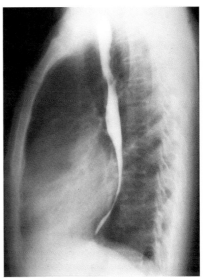

(A) 后前位   (B) 左侧位

图 4-3-8 二尖瓣狭窄

【报告范例2】

报告示范：双肺肺纹理模糊、增多，心影增大，呈"二尖瓣型"，心右缘可见双重心影。

左侧位像示右心室明显增大，右心室与胸骨后接触面增大，食管下段向后弯曲移位（图 4-3-9）。

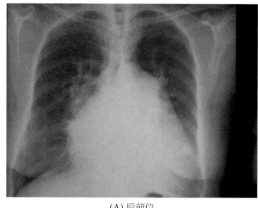

(A) 后前位　　　　　　　　　　　　　　　　(B) 左侧位

图 4-3-9　二尖瓣狭窄

【报告范例 3】

　　报告示范：心脏呈"二尖瓣-主动脉瓣"型，双肺肺纹理增强、模糊，双下肺野可见多发点状、斑点状高密度影（含铁血黄素沉积），右肺叶间胸膜增厚，两侧中下肺野可见 Kerley B 线（肺水肿），右侧肋膈角变钝，下缘呈反抛物线改变，心右缘可见双边征，左心耳凸出，主动脉结小，心影增大，心胸比 0.59（图 4-3-10）。

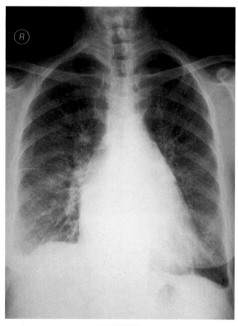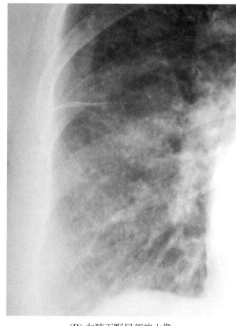

(A) 后前位　　　　　　　　　　　　　(B) 右肺下野局部放大像

图 4-3-10　二尖瓣狭窄

【报告技巧与提示】

　　注意描述左心房、右心室的增大，肺淤血的患者要注意观察两侧膈肌，不要漏掉少量胸腔积液。这类患者多数都有风湿病史，典型者可见面颊潮红、兴奋不安、呼吸急促、痛苦呻吟等"二尖瓣病容"，心尖部隆隆样舒张期杂音较为特征性，超声及MRI有助于诊断。

2. 二尖瓣关闭不全

【临床线索】

症状及体征出现较晚，常为心悸、气短、左心衰竭症状，一旦出现较难控制。听诊时，心尖部明显的收缩期吹风样杂音。

【检查方法】

心脏三位像。

【X线征象】

① 心影呈"二尖瓣型"或"普大型"，随病变程度而不同，中度以上扩大。

② 左房、左室增大多较显著，两者增大成比例，可见巨大左房。

③ 肺循环改变：肺静脉高压相对较轻，晚期可出现肺循环高压。

④ 透视下，左房、左室搏动增强。

【报告范例】

报告示范：双肺透过度略减低，肺纹理模糊增多。心影增大，左室段延长，心膈面增宽，心底部左房影增浓，气管分叉开大。右前斜位，心前缘下部左室段前凸，心后缘左房段膨隆。左前斜位，心后缘明显膨隆，主动脉窗消失，左主支气管受压抬高，心后间隙消失（图4-3-11）。

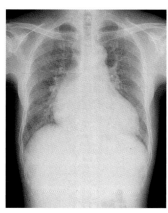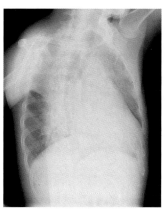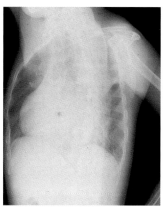

(A) 后前位　　　　　　　　(B) 右前斜位　　　　　　　　(C) 左前斜位

图4-3-11　二尖瓣关闭不全

【报告技巧与提示】

风湿性二尖瓣关闭不全单纯发生较少，通常合并二尖瓣狭窄，报告注意书写左室、左房增大征象。超声对于瓣膜及反流情况显示较好，X线造影可较为直观显示反流情况。

3. 主动脉瓣狭窄

【临床线索】

可引起冠状动脉供血不足症状或头晕、晕厥等。听诊时胸骨右缘第2肋间可闻及粗糙的收缩期杂音，向颈部传导。

【检查方法】

心脏后前位、侧位像，局部放大像。

【X线征象】

① 心影呈主动脉型，正常或轻至中度增大。

② 左室不同程度增大；当左心衰竭时可见左房轻度大（区别于二尖瓣关闭不全），同时伴肺静脉高压。

③ 升主动脉中段局限扩张，为狭窄后扩张所致，是诊断该病的重要依据。

④ 左室及升主动脉搏动增强。

⑤ 主动脉瓣钙化，为主动脉受损的可靠征象，常提示有重度狭窄。

【报告范例1】

报告示范： 双肺肺纹理清晰，透过度正常。升主动脉右侧壁扩张，心影大小、形态正常。左侧位，左心房未见增大，食管无受压移位。两侧膈面光滑，肋膈角锐利（图4-3-12）。

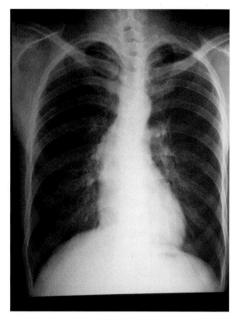 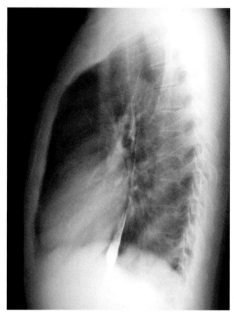

(A) 心脏远达后前位　　　　　　　　　　　　　　(B) 左侧位

图4-3-12　主动脉瓣狭窄

【报告范例2】

报告示范： 心影约主动脉瓣区可见斑点状致密影（图4-3-13）（手术证实主动脉瓣狭窄伴钙化）。

【报告技巧与提示】

主动脉瓣狭窄常合并主动脉瓣关闭不全和/或二尖瓣病变，早期X线片不易诊断，后期升主动脉中段局限扩张及主动脉瓣区的钙化具有诊断意义，诊断需结合超声、X线造影或MRI等检查结果。

4. 主动脉瓣关闭不全

【临床线索】

常有心悸、胸闷，重症患者可有左心功能不全的表现。听诊主动脉区可闻及舒张期递减型哈气样杂音，主动脉瓣第二音减弱或消失。

【检查方法】

心脏后前位、侧位像。

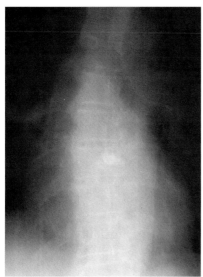
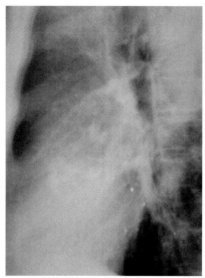

(A) 后前位局部放大像　　　　　　　　(B) 左侧位局部放大像

图 4-3-13　主动脉瓣狭窄伴主动脉瓣钙化

【X 线征象】

① 心影"主动脉型"，中至重度增大。

② 房室改变：左室增大明显重于主动脉瓣狭窄，左心衰竭时可见左房大，但相对二尖瓣关闭不全轻，伴肺静脉高压。

③ 主动脉升部、弓部普遍扩张。

④ 透视下左室及主动脉搏动增强。

【报告范例 1】

　　报告示范：双肺透过度略增高，肺纹理清晰。心影增大，以左心室增大为著，心尖位置下移，主动脉升部、弓部普遍扩张；左侧位像，心前间隙消失。左侧肋膈角略变钝（图 4-3-14）。

【报告范例 2】

　　报告示范：双肺中下野肺纹理模糊、增多，右肺下野可见大片影。心影增大，左心室增大明显，心尖位置下移（图 4-3-15）。

【报告技巧与提示】

　　主动脉瓣关闭不全时左心室增大较明显，晚期可出现双肺肺淤血（双肺肺纹理模糊、增多，透过度略减低，明显淤血时两侧肺门增大）、心源性肺水肿等征象，听诊及脉压差增大等体征要重视，同时结合超声等其他检查。

　　5. 联合瓣膜病

【临床线索】

　　联合瓣膜病是引起心脏重度增大的原因之一，其中较常见者为二尖瓣合并主动脉瓣损害，其次为二尖瓣、三尖瓣损害或二尖瓣、主动脉瓣及三尖瓣损害。

【检查方法】

　　心脏三位像。

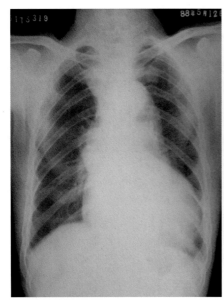 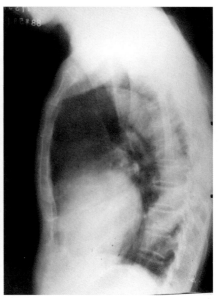

（A）心脏远达后前位　　　　　　　　　　　（B）心脏远达左侧位

图 4-3-14　主动脉瓣关闭不全

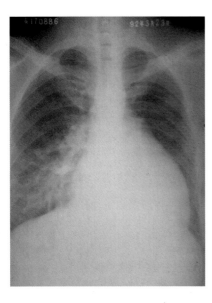

图 4-3-15　主动脉瓣关闭不全伴心力衰竭（后前位）

【X 线征象】

X 线征象常表现为病变较重的受损瓣膜的特点。

【报告范例 1】

报告示范：双肺肺纹理纤细、增多，心影中度增大，肺动脉段凸出，左室段下延，右心缘隐见"双边影"。右前斜位，心前缘肺动脉圆锥部及心前缘下段隆凸。心后可见左房增大，食管受压向后移位Ⅱ度。左前斜位，心前缘右室段膨隆，心前间隙变小，心后缘膨隆，主动脉窗消失，左主支气管受压抬高，心后间隙消失（图 4-3-16）。

【报告范例 2】

报告示范：双肺肺纹理纤细、增多，右下肺局部透过度减低，右肋膈角区见 Kerlay B

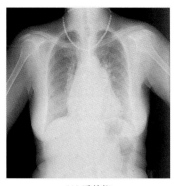 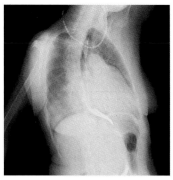 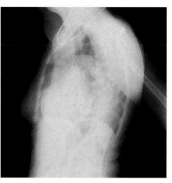

(A) 后前位　　　　　　　　(B) 右前斜位　　　　　　　　(C) 左前斜位

图 4-3-16　联合瓣膜病 [二尖瓣狭窄（中重度）伴关闭不全（轻度），主动脉瓣狭窄伴关闭不全（轻度）]

线，心影明显增大，心尖圆钝，心膈面增宽，气管分叉角度开大，右房段膨隆。左侧位，心前缘右室与胸骨接触面增大，心后缘左房段、左室段膨隆。心后间隙消失（图 4-3-17）。

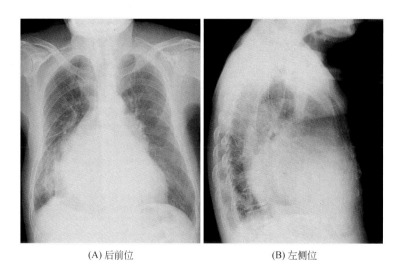

(A) 后前位　　　　　　　　　　　　　(B) 左侧位

图 4-3-17　联合瓣膜病 [二尖瓣狭窄（重度）伴关闭不全（轻中度），主动脉瓣狭窄（中度）伴关闭不全（轻中度）]

【报告技巧与提示】

注意观察以下征象可有助于识别联合瓣膜病的主要受损瓣膜。

① 在显示二尖瓣病变时有左室增大及主动脉增宽、搏动增强时，提示并有主动脉瓣损害。

② 显示有主动脉瓣损害时有肺淤血及左心房增大，应考虑合并二尖瓣病变。

③ 显示二尖瓣心影时，有右房明显增大、搏动增强，常合并有三尖瓣关闭不全。

四、肺源性心脏病

【临床线索】

慢性肺胸疾病及肺血管疾病可引起肺血管阻力增加和肺动脉高压，导致右心室肥厚和右心功能不全。临床症状包括原发病的症状和体征，以及继发的肺动脉高压、右室肥厚和右心功能不全的征象。

【检查方法】

胸部正位、侧位像。

【X线征象】

① 慢性肺胸疾病和肺血管疾病的表现：常见的肺胸疾病有慢性支气管炎、广泛的肺纤维化、肺气肿、肺结核、支气管扩张、胸膜肥厚及胸廓畸形等。肺血管疾病以慢性肺动脉血栓栓塞为多，表现为肺纹理显著减少、纤细。

② 肺动脉高压表现：肺动脉段凸出，右下肺动脉扩张，直径＞15mm 或右下肺动脉横径与气管横径比值≥1.07。肺门动脉扩张，外围分支变细。

③ 右心增大，以右室为著，但是慢性阻塞性肺疾病所致的肺源性心脏病，心影可不大，甚至为悬垂型小心脏，但可有右室流出道增大。

【报告范例1】

报告示范：右乳腺影显示缺如，胸廓呈桶状，双肺透过度略增高，肺纹理增强、紊乱，左舌叶见模糊斑片影，双肺门略大，右肺下动脉扩张，右心室略增大。膈肌低平，肋膈角锐利（图4-3-18）。

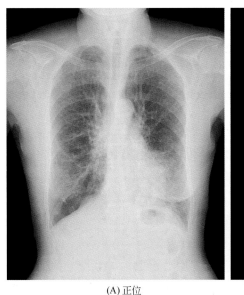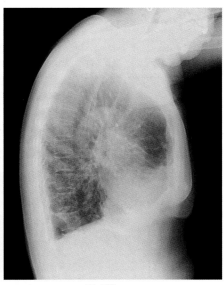

(A) 正位　　　　　　　　　　　　(B) 侧位

图4-3-18　慢性支气管炎，肺气肿合并左舌叶肺炎，肺源性肺心脏病

【报告范例2】

报告示范：胸廓呈桶状，双肺透过度增高，肺纹理增强、紊乱，双肺中下野外带散在模糊小斑片影，心影呈水滴型，心尖上抬，右肺下动脉增宽。膈肌低平，右肋膈角略变钝（图4-3-19）。

【报告范例3】

报告示范：胸廓呈桶状，双肺肺透过度增高，双肺肺纹理增多、紊乱、扭曲，心影悬垂，肺动脉段凸出，膈肌低平，两侧肋膈角略变钝（图4-3-20）。

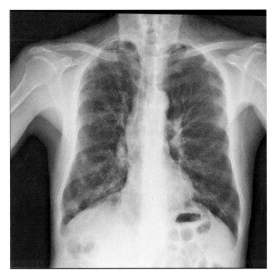
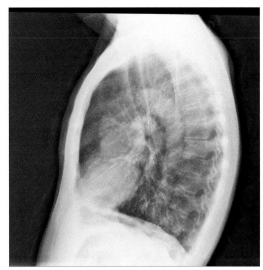

(A) 正位　　　　　　　　　　　　　　　　　(B) 侧位

图 4-3-19　慢性支气管炎，肺气肿合并感染，肺源性心脏病

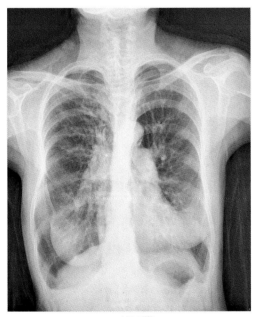
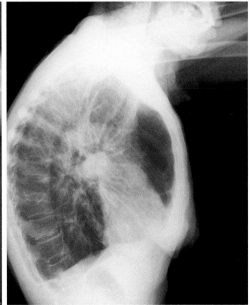

(A) 正位　　　　　　　　　　　　　　　　　(B) 侧位

图 4-3-20　肺源性心脏病

【报告技巧与提示】

　　普通 X 线检查是诊断该病的首选方法。根据临床提供的患者多年慢性咳嗽、气短、心悸等病史结合影像诊断不难，但需与原发性肺动脉高压鉴别，排除一切继发肺动脉高压的因素方可诊断。另外临床已经取消慢性支气管炎、肺气肿病名，两者统称慢性阻塞性肺疾病。

第四节 心 肌 病

一、扩张型心肌病

【临床线索】

扩张性心肌病多见于中青年男性。心脏球形增大，心肌松弛无力。主要侵犯左室。心腔扩大，心室壁变薄，可有部分心肌的代偿增厚，心室腔内有时可见附壁血栓。临床常以心悸、气短发病，突出表现为充血性心力衰竭，各种心律失常、栓塞。心电图多样性或多变性为其特点。

【检查方法】

胸部正位、侧位像。

【X线征象】

① 心影呈"普大型"或"主动脉型"，心脏中高度增大，左室大为主。

② 心脏搏动普遍减弱，右房段可正常。

③ 肺纹理变化：1/2病例出现左心功能不全征象，肺淤血，肺水肿。

【报告范例】

报告示范：双肺肺纹理略增强，心影明显增大，心胸比0.73，心尖圆隆，向左下方延伸，心腰平直，可见双房影，气管分叉角度开大，两侧膈面光滑、肋膈角锐利（图4-4-1）。

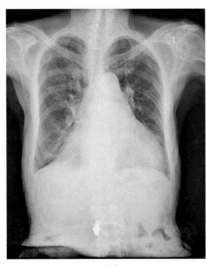
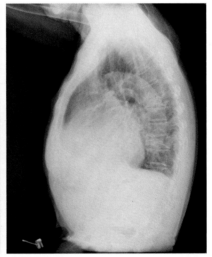

(A) 正位   (B) 侧位

图4-4-1　扩张型心肌病

【报告技巧与提示】

扩张型心肌病无特异性临床、心电图和影像学征象，诊断属于"排除性"诊断。影像学显示的病理形态变化及其功能异常为基础，结合临床表现，排除其他心脏病，方可诊断。

二、肥厚型心肌病

【临床线索】

此病多见于青少年，无性别差异。心肌肥厚，心腔不扩张，多缩小变形。常累及肌部的室间隔引起非对称性室间隔肥厚。常有心悸、气短、头痛、头晕等症状，少数病例可发生晕厥、猝死。听诊于胸骨左缘或心尖部闻及响亮的收缩期杂音。心电图示左室或双室肥厚，传导阻滞、ST-T改变和异常Q波等。

【检查方法】

胸部正位像。

【X线征象】

① 70%～80%的患者心脏及肺血正常。

② 部分病人心影可呈"主动脉型"或"中间型"，左室稍大。

③ 心脏搏动正常或增强，搏动频率较慢。

④ 肺纹理正常，心脏明显增大时可有肺淤血和肺静脉高压的表现。

【报告范例】

报告示范： 双肺肺纹理增强，纵隔、气管居中。双肺肺门结构正常。心影不大，左心缘略饱满，双侧膈面光滑，肋膈角锐利（图4-4-2）。

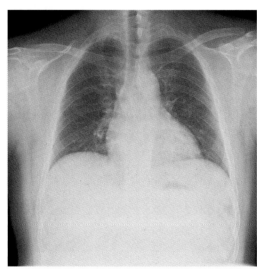

图4-4-2　肥厚型心肌病

【报告技巧与提示】

X线片作用有限，临床拟诊、超声可疑的心肌肥厚患者，MRI有一定诊断作用。

■■■ 第五节　心包疾病 ■■■

一、心包积液

【临床线索】

心包内液体量＞50ml称为心包积液。患者可有乏力、发热、心前区疼痛等症状，大量积液时可有呼吸困难、发绀、端坐呼吸等症状。体征可有心音遥远、颈静脉怒张、静脉压升高，血压及脉压降低等。心电图示 T 波低平，倒置或低电压。

【检查方法】

胸部正位、侧位像，床头前后位像。

【X 线征象】

① 心包积液量＜250ml 时，心影形态及大小可正常。

② 典型征象：心影向两侧增大，呈烧瓶状或球形；各弓界限不清；心缘搏动减弱或消失。

③ 主动脉影短缩，卧位时上纵隔影增宽。

④ 部分可有上腔静脉影增宽。

⑤ 肺纹理正常或为巨大心影所遮盖而减少。

【报告范例 1】

报告示范： 双肺透过度正常，肺纹理略较清晰，心影明显增大，呈烧瓶状，左心缘心弓界欠清晰，两侧膈面光滑、肋膈角锐利（图 4-5-1）。

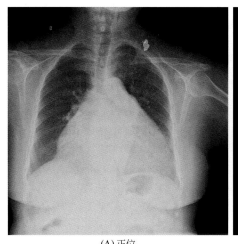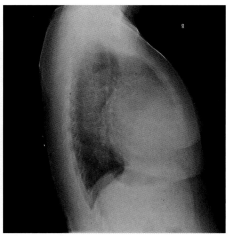

(A)正位　　　　　　　　　　　　　　　　(B) 侧位

图 4-5-1　心包积液

【报告范例 2】

报告示范： 双肺透过度正常，纵隔增宽，其内隐约可见两侧心影，肺纹理为巨大心影所遮盖而减少，两侧肋膈角变钝，右侧肺下界呈反抛物线改变（图 4-5-2）。

【报告技巧与提示】

X 线片中，大量心包积液具有典型征象，少量心包积液诊断难度较大。超声和 CT 对心包积液诊断准确率较高。MRI 价格昂贵，不作为常规检查。

二、缩窄性心包炎

【临床线索】

缩窄性心包炎心包异常增厚，临床常有颈静脉怒张、呼吸困难、腹胀、水肿、肝脏肿大、腹水、心悸、咳嗽、乏力、胸闷等症状。体征为心音减弱，一般无杂音，心界不大或略有增大。有奇脉、脉压变小。心电图示 QRS 波低电压，T 波低平或倒置。

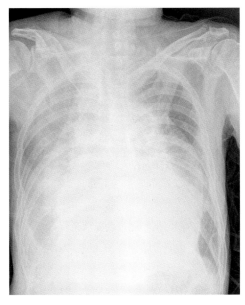

图 4-5-2 大量心包积液，两侧胸腔积液（床头前后位）

【检查方法】

胸部正位、侧位像。

【X 线征象】

① 心影不大或轻度增大。

② 心缘僵直，呈三角形或怪异状。

③ 心缘搏动减弱或消失。

④ 部分病人可见心包蛋壳样、斑片样钙化，多位于右室前缘、膈面和房室沟区。

⑤ 上腔静脉扩张，肺淤血。

⑥ 胸膜粘连。

【报告范例】

报告示范：双肺肺纹理模糊、增多，心影增大，心缘僵直，心尖上翘，右心室前缘及膈面见弧线样钙化影。上纵隔增宽，左侧膈面抬升，右侧肋膈角变钝（图 4-5-3）。

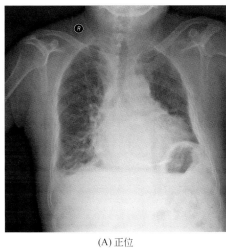

(A) 正位   (B) 侧位

图 4-5-3 缩窄性心包炎

【**报告技巧与提示**】

　　缩窄性心包炎限制心脏舒张及收缩功能，可出现上腔静脉增宽、肺淤血甚至心源性肺水肿改变。此例右侧少量胸腔积液，左侧膈面的抬升可以是生理性的，也可以是病理性的。心包钙化较具特征性。超声、CT 对鉴别诊断起决定作用，MRI 可观察心腔形态及运动功能，特别是与限制型心肌病鉴别诊断具有明显优势。

第五章

骨肌系统疾病的 X 线诊断报告书写技巧

一、X 线的应用价值与限度

骨骼组织密度较高，与周围软组织具有良好的对比度，而其本身的骨皮质、骨松质和骨髓腔之间亦有足够的对比度，因此 X 线片具有较高的空间分辨率和一定的密度分辨率，至今仍是骨骼疾病的重要和首选检查方法。X 线片可发现疾病，显示疾病范围、程度，并结合相关临床表现和实验室检查，对特征性的外伤、感染、肿瘤和肿瘤样病变、全身系统性骨病、先天骨畸形及发育障碍等做出明确的定性诊断。

由于骨肌系统各种软组织结构之间缺乏良好的天然对比，密度近似，故 X 线片在软组织疾病诊断中受到较大限制。此外，X 线片是二维密度重叠影像，对复杂骨骼结构内的病变及较细微的病变很难明确显示。另外，很多骨肌系统疾病的 X 线表现比病理及临床表现出现晚，因此，首诊阴性结果并不排除早期疾病的存在，应结合临床随诊复查。

二、正常骨关节 X 线解剖及变异

熟悉骨关节正常的 X 线解剖是骨肌系统疾病 X 线诊断的基础，而处于骨骼生长发育阶段的儿童，其正常骨骼表现与成人有所不同，应明确各部位骨化中心闭合的大致年龄，此外骨骼的生长变异较多，形态不一，如籽骨、副骨、骨嵴、血管沟、二次骨化中心不愈、邻近软组织结构牵拉及压迫等，有时与病变很难鉴别，必要时可加照对侧位并结合临床体征。

正常成人骨关节见图 5-1-1。

右膝关节组成各骨骨质形态、密度未见异常，骨骺及干骺端闭合，胫骨结节形态规则、愈合，关节面光整，关节间隙正常，周围软组织形态、密度未见异常。

提示：用正位、侧位观察诸骨的骨质形态、密度及关节间隙有无异常；胫骨结节形态变异较多，必要时加照对侧对比；注意区别长骨血管沟及肌肉附着点的"拽曳"；软组织形态及密度改变对创伤有提示作用。

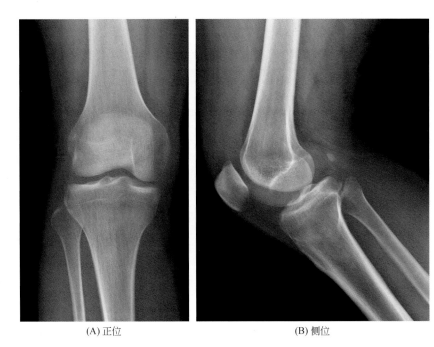

(A)正位   (B)侧位

图 5-1-1   右膝关节

正常儿童骨关节见图 5-1-2。

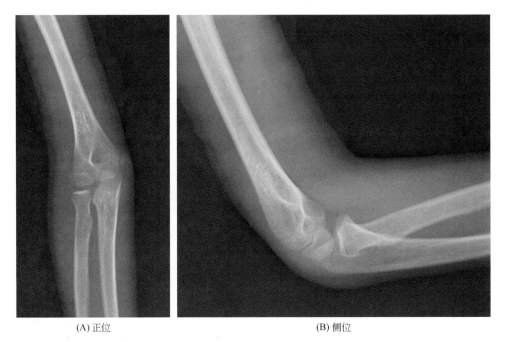

(A)正位   (B)侧位

图 5-1-2   右肘关节

右肘关节组成各骨骨质形态、密度未见异常,桡骨小头及肱骨小头可见未闭合骨骺线,右肱骨内上髁可见骨骺影,关节面光整,关节间隙正常,周围软组织形态、密度未见异常。

提示:应熟悉儿童正常骨骺大致闭合年龄。

<!-- 装饰 --> ■■■ **第二节 骨与关节创伤** ■■■

一、骨折

【临床线索】

多有明确外伤史，因直接暴力或间接暴力传导肌肉强烈收缩所致，临床表现为局部疼痛、压痛、软组织肿胀、积气及功能障碍，临床体征可出现肢体畸形、异常活动及骨擦音或骨擦感，严重创伤可合并内脏损伤及外伤性休克。

【检查方法】

邻近一个关节的正位片、侧位片，必要时应拍摄特殊体位及对侧位片。

【X 线征象】

（1）骨折线 线状低密度透光影。

① 完全性骨折：根据骨折线的形态和方向分为横行、斜行、螺旋形、"T"形、"Y"形或粉碎性骨折，常见于四肢骨骨干；股骨颈可发生嵌插骨折；压缩性骨折多见于椎体和跟骨；凹陷骨折多见于颅骨；骨骺分离是儿童骨关节损伤中最常见的类型，是骺软骨板的骨折，X 线检查看不到骨折线，表现为骨骺与干骺端分离明显、骨骺滑脱或撕脱移位，可伴有干骺端或骨骺骨折。

② 不完全性骨折：可仅表现为骨皮质折曲、隆起、凹陷或裂隙，如儿童的青枝骨折及颅骨的裂缝骨折。

（2）骨折断端的关系 可表现为成角移位、侧方移位、缩短移位、分离移位及旋转移位。

（3）伴随表现

① 软组织损伤：软组织肿胀、积气，脂肪间隙血肿等。

② 邻近关节不稳：关节间隙变窄、开大或关节脱位。

【报告范例 1】

报告示范： 左侧桡骨远端距关节面 2cm 处可见横行骨折线，断端移位明显，骨折向掌侧成角，远折端向桡背侧移位，左侧尺骨茎突可见撕脱骨折，周围软组织肿胀（图 5-2-1）。

【报告技巧与提示】

注意桡骨远折端移位方向，与 Smith 骨折鉴别，后者向掌尺侧移位。尺骨茎突的骨骺不要误认为撕脱骨折。注意远端尺桡关节间隙是否分离，间接提示三角纤维软骨盘的损伤可能。

【报告范例 2】

报告示范： 左耻骨上下支骨质明显断裂，断端碎裂、错位，周围可见多发游离碎骨片，左半骨盆环略内旋，左侧闭孔环减小，右侧骶髂关节间隙略开大（图 5-2-2）。

【报告技巧与提示】

注意观察骨盆环、闭孔环是否对称，髂耻线、髂坐线、Shenton 线是否光滑、连续。注意骨盆的旋转及上下移位，以判断骨盆稳定性。观察耻骨联合及骶髂关节间隙是否开大，间接判断相关韧带损伤导致骨盆不稳。复杂的骨盆骨折及髋臼骨折应结合三维 CT 检查以便术

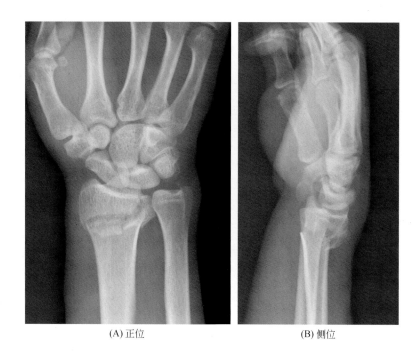

(A) 正位   (B) 侧位

图 5-2-1　左腕关节 Colles 骨折（男患者，25 岁，雪后滑倒，左手掌着地受伤）

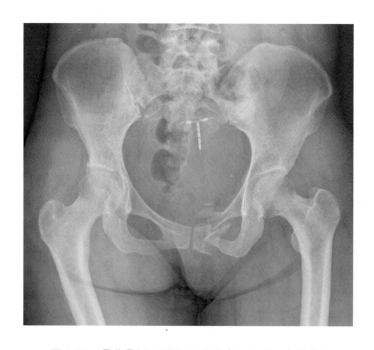

图 5-2-2　骨盆骨折（正位）（女患者，35 岁，车祸伤）

前评估。多发的骨盆骨折应注意盆腔血肿及脏器损伤可能。

【报告范例 3】

　　报告示范：腰椎曲度及序列正常，腰 2、4 椎体楔状变形，椎体上缘骨质密度增高，前缘可见碎骨片影，相邻椎间隙正常（图 5-2-3）。

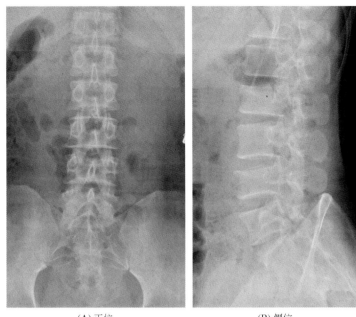

(A) 正位　　　　　　　　　　　　(B) 侧位

图 5-2-3　腰椎骨折 (男患者, 25 岁, 坠楼伤)

【报告技巧与提示】

观察及描述脊柱曲度变化, 以便评估椎体稳定性。注意鉴别椎体压缩性骨折与退行性楔形变, 前者有外伤病史, 椎体密度增高, 骨皮质断裂, 可见碎骨片。注意鉴别椎体压缩性骨折前缘碎骨片与永存骨骺, 后者对应椎体边缘硬化。腰椎受肠气影响较大, 细微的横突骨折应结合三维 CT 检查。有神经系统症状或累及脊柱中、后柱的骨折, 应结合 MRI 检查除外脊髓损伤。

二、关节脱位

【临床线索】

按发病机制可分为创伤性关节脱位、病理性关节脱位、先天性关节脱位和习惯性关节脱位。一般均有明确外伤史, 直接或间接暴力致关节正常对应关系完全或部分分离临床表现为关节疼痛、软组织肿胀、功能障碍等, 临床体征可有关节盂空虚、畸形改变, 部分病人可因神经损伤出现神经功能障碍。猛烈的暴力使脱位伴随骨折, 造成关节囊、韧带血管断裂, 晚期可发生骨缺血坏死、创伤性关节炎等。

【检查方法】

关节正位、侧位片, 必要时应拍摄特殊体位及对侧位片。

【X线征象】

① 关节失去正常对应关系, 组成关节诸骨分离, 关节面分离、移位, 关节间隙开大或变窄, 关节不稳。

② 按脱位方向, 可分为前脱位、后脱位、上脱位、下脱位、侧脱位。

③ 可伴随骨端骨折或撕脱骨折, 周围软组织肿胀。

【报告范例1】

报告示范: 右肩盂关节失去正常形态, 右肱骨头脱离关节盂向内下方移位, 位于关节盂下方, 关节盂空虚, 右肱骨大结节骨皮质断裂, 可见游离碎骨片, 右肩关节周围软组织肿胀 (图 5-2-4)。

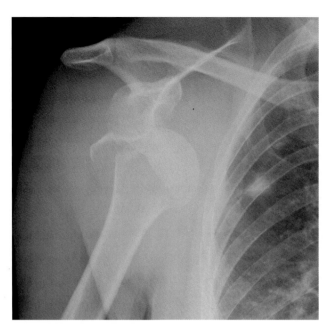

图 5-2-4 右肩关节脱位（正位）
（男患者，60 岁，跌倒时前臂着地）

【报告技巧与提示】

  注意观察关节脱位方向，以近端为基础。肩关节脱位往往伴随肱骨大结节骨折。注意观察关节盂形态及轮廓是否完整，必要时结合三维 CT 检查除外 Bankart 病变。脱位常有相关韧带损伤及断裂，需结合 MRI 检查评估软组织损伤情况。

【报告范例 2】

  报告示范： 左膝关节失去正常解剖空间结构，左胫腓骨及髌骨向前上方移位，关节囊密度明显增高，周围软组织肿胀（图 5-2-5）。

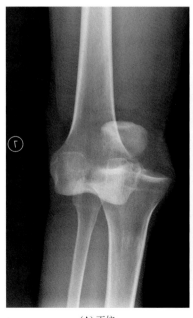

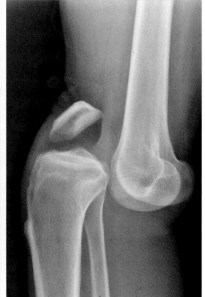

(A) 正位   (B) 侧位

图 5-2-5 左膝关节脱位（男患者，46 岁，直接暴力创伤）

【报告技巧与提示】

膝关节脱位较少见，常伴有韧带、半月板重度损伤，应结合 MR 检查。

■■■ 第三节　骨软骨缺血坏死 ■■■

一、成人股骨头缺血坏死

【临床线索】

成人股骨头缺血坏死是由多种原因导致的股骨头供血减少，引起骨细胞及骨髓细胞的坏死。多见于 30～60 岁的成年人，临床表现为疼痛、髋关节活动障碍，严重者可出现跛行。

【检查方法】

骨盆正位片。

【X 线征象】

① 早期　股骨头外形正常，股骨头内出现斑片状或条带状硬化区，边界不清，可出现邻近股骨颈的硬化带（颈横线），此时关节间隙正常。

② 中期　股骨头塌陷、变扁，形态不规整，股骨头呈混杂密度影，可见斑片状或囊状坏死区及致密硬化区，此时关节间隙无变窄。

③ 晚期　股骨头明显变扁，股骨头内见混合存在的坏死区及硬化区，或伴有内外并行的透光带和硬化带，股骨颈增粗，关节间隙变窄，严重者出现髋关节半脱位和退变。

④ 股骨头皮质下方出现新月状透亮影（新月征）及裂隙样透亮线（裂隙征），主要见于股骨头坏死的早期及中期。

⑤ 股骨头皮质呈台阶样断开（台阶征）、成角，股骨头基底外侧出现平行的双皮质影（双边征），为股骨头塌陷的征象。

⑥ 股骨头碎裂，边缘骨质增生，基底部出现病理性骨折及颈部外上移位，上述征象见于股骨头坏死的中晚期。

⑦ 髋臼增生硬化、股骨颈下方骨质增厚，关节内侧间隙增宽和 Shenton 线不连续均出现于中期，并随着病情进展逐渐加重。

【报告范例】

病史： 50 岁，男性，左髋痛 1 年。

报告示范： 左股骨头形态不规整、变扁，关节面不光滑，内部密度不均，可见片状增生硬化区及多个囊状透光区，关节间隙无明显变窄（图 5-3-1）。

【报告技巧与提示】

成人股骨头缺血坏死是骨关节外伤后的常见后遗症。好发于 30～60 岁男性。注意评估股骨头坏死分期。X 线片对早期病变不敏感，对早中期病变的评估延后于病理改变，除晚期患者，应建议进一步行 MRI 检查。

二、椎体骺板缺血坏死

【临床线索】

椎体骺板缺血坏死又称休门病（Scheürmann 病）和青年驼背症，好发年龄为 10～18

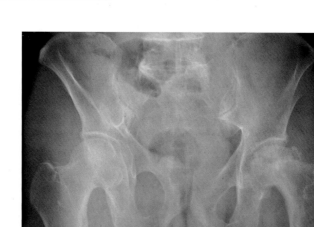

图 5-3-1　股骨头缺血坏死（骨盆正位）

岁。好发椎体是下段胸椎及上段腰椎，尤其以生理后凸明显的胸 8～11 为最多见，往往多个椎体受累。主要的临床症状表现为驼背，背部疲劳感及背痛。

【检查方法】

病变椎体的正位、侧位片。

【X 线征象】

① 连续的多个椎体的骨骺出现延迟，伴密度增高或不均匀，形态不规整或呈分节状。骺线增宽。椎体边缘密度增高，部分前部上下缘呈台阶状凹陷，椎体前缘不规整。

② 椎体存在不同程度的楔形变，发生在胸段时出现脊柱圆驼状后凸畸形，可合并脊柱侧弯。

③ 椎体上下缘常见椎间盘疝入压迹（Schmorl 结节），伴有硬化边。

④ 椎间隙正常或前部增宽。

⑤ 患儿成人后，椎体楔形变、Schmorl 结节及脊柱后凸畸形不能恢复，而骨结构可基本正常。

【报告范例】

病史：18 岁，男性，腰背痛 2 个月。

报告示范：下段胸椎及部分腰椎楔形变，椎体边缘密度增高，部分椎体前缘形态不规整，呈台阶状凹陷，椎间隙前部增宽，胸椎局部轻度后凸（图 5-3-2）。

【报告技巧与提示】

常侵犯多个椎体，偶可累及全部胸椎、腰椎。主要的临床表现为驼背，背部疲劳感及背痛。下胸段脊柱呈典型的圆驼状后突，可合并脊柱侧弯。

三、骨梗死

【临床线索】

骨梗死又称骨髓梗死、骨脂肪梗死，指血供不足造成的弥散性或局灶性骨质坏死。好发

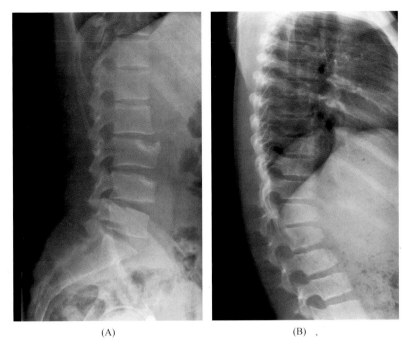

(A)　　　　　　　　　　　　　(B)

图 5-3-2　胸椎、腰椎骺板缺血坏死（侧位）

于干骺端和骨干，多见于股骨下端、胫骨上端和肱骨上端，常呈多发性和对称性改变，病变常一侧较重，另一侧相对较轻。急性骨梗死常出现四肢肌肉、关节剧痛，活动障碍，慢性股梗死出现肢体酸痛、软弱无力，下肢不能抬高并跛行。

【检查方法】

邻近一个关节的正位、侧位片。

【X 线征象】

① 早期：可无异常表现，也可表现为轻度骨质疏松。

② 中期：局部骨质吸收区及斑点状骨质硬化。

③ 晚期：不规则硬化斑块，排列成串或散在分布，少数者呈蜿蜒走行的条状钙化，病变与周围骨质分界清楚，典型的可呈地图样钙化。

【报告范例】

病史：40 岁，女性，右大腿下段疼痛 3 年。

报告示范：右侧股骨下段可见不规则硬化斑块，呈地图样钙化，病变与周围骨质分界清楚，周围骨质密度略减低，无骨膜反应及软组织肿块（图 5-3-3）。

【报告技巧与提示】

常呈多发性和对称性改变。常见于减压病，也见于闭塞性血管疾病、镰状细胞贫血、感染等。急性期可有局部疼痛症状，慢性期常无临床症状，多偶尔发现。

四、胫骨结节缺血坏死

【临床线索】

胫骨结节缺血坏死又称 Osgood-Schlatter 病，好发于 10～13 岁的青少年，单侧多见，

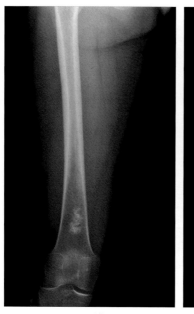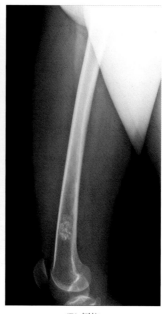

(A)正位　　　　　　　　　　　　　　(B)侧位

图 5-3-3　右股骨骨梗死

右侧好发，常存在外伤史。临床表现为胫骨结节处突出、疼痛，髌韧带部软组织增厚，髌韧带附着处压痛明显。

【检查方法】

膝关节正位、侧位片，必要时应拍摄特殊体位及对侧位片。

【X 线征象】

① 早期仅表现为局限性软组织肿胀，髌韧带肥厚，继而可出现不规则状、结节状或斑片状钙化或骨化。

② 随病程进展，胫骨结节骨骺不规则增大，密度不均匀，可节裂成大小形态不一、排列不整的骨块，并常向前上方移位。

③ 胫骨干骺端前缘常有大于骨碎块的骨质缺损区，偶尔出现囊变。

④ 经过自行修复后，胫骨结节及周围软组织可恢复正常，但节裂的软骨块可随软骨化骨继续长大，并与胫骨结节融合成骨性隆起，也可长期游离于髌韧带内。

【报告范例】

病史：14 岁，男性，左膝下疼痛 1 天，有外伤史。

报告示范：左侧胫骨结节骨骺前缘皮质不光滑，其前上方可见小碎骨片影，胫骨结节骨骺前软组织肿胀（图 5-3-4）。

【报告技巧与提示】

常存在外伤史。本病需与有多个骨化中心的正常胫骨结节相鉴别。后者骨化中心排列规整，无不规则透光区出现，胫骨结节前软组织无肿胀。

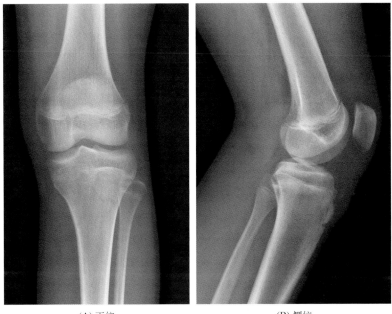

(A) 正位　　　　　　　　　　　(B) 侧位

图 5-3-4　胫骨结节缺血坏死

■■■ 第四节　骨　髓　炎 ■■■

一、急性化脓性骨髓炎

【临床线索】

发病比较急，患处可出现红、肿、热、痛等炎症性临床表现，因感染程度不同而异。因病菌来源不同分为血源性与非血源性。病理分期包括骨膜下脓肿前期、骨膜下脓肿期及骨膜破坏期。

【检查方法】

邻近一个关节的正位、侧位片，必要时应拍摄特殊体位。

【X 线征象】

① 软组织肿胀：病变早期，约发病 2 周内，X 线片仅仅表现为软组织肿胀。软组织密度增高；肌肉与脂肪分界不清；肌束之间分界不清；脂肪层内可出现网格状影。

② 骨质疏松：约发病 2 周后，局部出现骨质疏松。骨质密度减低；骨小梁细、少、疏；骨皮质变薄；骨髓腔增大。

③ 骨质破坏：继骨质疏松后出现，于干骺端出现虫蚀状、筛孔状或斑片状骨质破坏，病变边缘模糊，与正常骨组织分界不清。随着病情发展，骨质破坏范围逐渐增大，向骨干延伸，甚至累及全骨干，当骨皮质出现严重破坏时，可出现病理性骨折。

④ 骨膜增生：早期表现为细线状，随着病情发展出现层状骨膜增生，严重时可出现骨膜三角。骨膜增生早期比较局限，逐渐发展成广泛的骨膜增生，可从一骨端延伸至另一端。

⑤ 骨质增生：骨质破坏周围可出现增生硬化，并与骨质破坏相间。

⑥ 死骨形成：由于骨皮质血供障碍，可出现骨质局灶性坏死，表现为条块状与正常骨组织分开的死骨。

【报告范例】

　　病史：25 天，男性，左肩肿胀。

　　报告示范：左侧肱骨近端骨质破坏，与正常骨质分界不清，可见细线状骨膜增生，周围软组织明显肿胀（图 5-4-1）。

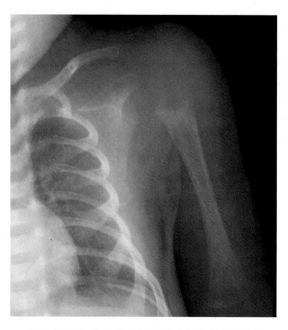

图 5-4-1　急性化脓性骨髓炎（左肩关节正位）

【报告技巧与提示】

　　常见于儿童和青少年，感染途径以血源性多见。发病部位常见于四肢长骨干骺端和骨干。病变早期，约发病 2 周内，X 线片仅仅表现为软组织肿胀。

二、慢性化脓性骨髓炎

【临床线索】

　　急性化脓性骨髓炎如治疗不彻底，引流不畅，在骨内遗留感染灶、死骨或脓肿时，可转为慢性化脓性骨髓炎。本病好发于小儿长骨的干骺端。患者可有急性化脓性骨髓炎反复发作病史，患肢变形，可有窦道形成。

【检查方法】

　　邻近一个关节的正位、侧位片，必要时应拍摄特殊体位。

【X 线征象】

　　① 软组织肿胀：慢性化脓性骨髓炎急性发作时可出现软组织肿胀，较急性化脓性骨髓炎肿胀范围局限。

　　② 骨质破坏与骨质增生往往同时存在，但以骨质增生为主。

　　③ 死腔形成，其内绝大部分存在死骨。

　　④ 骨膜反应与骨包壳：骨膜与骨皮质融合，形成多层状或花边状增生，在大块死骨干

周围被剥离的骨膜形成骨包壳。

　　⑤ 慢性化脓性骨髓炎的愈合征象：死骨及死腔消失，骨髓腔再通。

【报告范例】

　　病史： 7 岁，男性，左足破溃 3 个月。

　　报告示范： 左足第 5 跖骨皮质不规则增厚，髓腔变窄，骨质增生硬化，其内可见多发小圆形低密度区，其内可见死骨，周围软组织肿胀（图 5-4-2）。

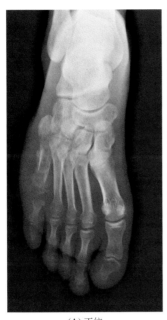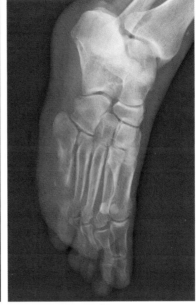

(A) 正位　　　　　　　　　　　　　　　(B) 斜位

图 5-4-2　左足慢性化脓性骨髓炎

【报告技巧与提示】

　　慢性化脓性骨髓炎多由急性化脓性骨髓炎治疗不彻底转变而来。存在死腔及死骨。应了解慢性化脓性骨髓炎的愈合征象。

三、慢性骨脓肿

【临床线索】

　　慢性骨脓肿又称 Brodie 脓肿，为毒性较低的细菌感染，脓肿被包绕在骨质内，呈局限性的骨内脓肿。临床症状较轻微，多表现为轻微的疼痛，一般无明显的感染史及外伤史。病变常见于长管状骨的松质骨。

【检查方法】

　　邻近一个关节的正位、侧位片，必要时应拍摄特殊体位。

【X 线征象】

　　① 骨质破坏：长管状骨的松质骨内可见圆形、椭圆形或分叶状的骨质破坏，病灶范围一般 1～3cm 以内。

　　② 脓肿坏死区周围有硬化环包绕。

　　③ 轻度骨膜增生或无骨膜增生。

　　④ 巨大脓肿偶见于长骨干髓腔内，可出现骨膜反应、软组织肿胀及瘘道形成。

【报告范例】

　　病史：69 岁，男性，左膝关节痛 4 个月。

　　报告示范：左侧胫骨、腓骨近端形态不规整，胫骨近端可见类圆形骨质破坏区，直径约为 2cm，周围骨质增生硬化，病变区可见轻度骨膜增生，软组织无明显肿胀（图 5-4-3）。

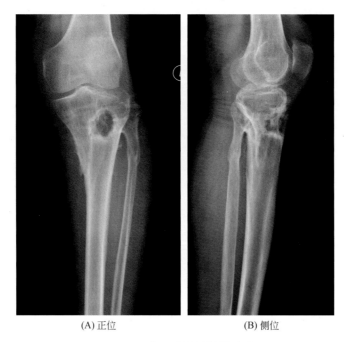

(A) 正位　　　　　　　　　　　　　　(B) 侧位

图 5-4-3　左胫腓骨慢性骨脓肿

【报告技巧与提示】

　　慢性骨脓肿为骨内局限性化脓性病变，为血源性低毒性感染所致。好发于四肢长管状骨松质骨内。

■■■ 第五节　骨关节结核 ■■■

一、骨结核

【临床线索】

　　骨结核多为继发性结核，缓慢发病，可发生于长管状骨及短管状骨，长管状骨结核好发于骨骺及干骺端。临床症状较轻，表现为患肢的肿胀、疼痛、功能障碍及全身结核中毒症状。

【检查方法】

　　邻近一个关节的正位、侧位片，必要时应拍摄特殊体位。

【X 线征象】

　　（1）长管状骨的骨骺及干骺端结核

　　① 早期即可出现骨质疏松。

② 骨质破坏以局部骨质破坏为主要征象，可分为中心型及边缘型。

a. 中心型：于局限的骨质疏松区出现斑点状骨质吸收，并逐渐增大，形成圆形、椭圆形或不规则形骨质破坏，常跨越骺线。b. 边缘型：位于骺板愈合后的干骺端，形成"海湾状"的骨质破坏区，少数可呈蜂窝状。

③ 骨膜反应极轻或无骨膜反应，儿童干骺端结核常出现局限性骨膜增厚，有时骨膜增生要早于骨质破坏的出现。

④ 骨质破坏区内有时可见斑点状死骨，由于死骨密度不高、边界模糊，又称"泥沙样"死骨。

⑤ 病灶从骨骺向关节发展，形成骨关节结核。

（2）长管状骨骨干结核 发生概率小，早期出现局限性骨质破坏，多呈偏心性改变，伴有硬化缘，病灶长轴与骨干长轴平行，边界较清，随着病情发展，如侵及骨皮质，可出现骨膜增生，骨干呈梭形膨胀性改变。

（3）短管状骨骨结核 好发于 5 岁以下儿童，发病部位为指（趾），常累及双侧的多个指（趾）。早期出现软组织梭形肿胀、骨质疏松，继而出现骨干囊状骨破坏，骨皮质变薄，呈膨胀性改变，典型表现为"骨气臌"样改变，病灶边界较清，骨质破坏区可见残存的不规整骨嵴，死骨少见，可出现轻度骨膜反应，较少累及邻近关节。

【报告范例】

病史：23 岁，男性，左膝疼痛 6 个月。

报告示范：左侧股骨外侧髁可见斑点状及蜂窝状骨质破坏，病变边界较清，无明显骨膜反应，骨质破坏区内可见泥沙样死骨，周围软组织肿胀（图 5-5-1）。

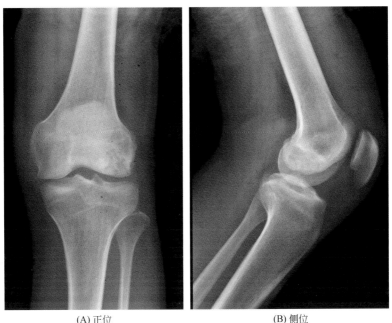

(A) 正位　　　　　　　　　　　　　　(B) 侧位

图 5-5-1　左膝关节骨结核

【报告技巧与提示】

骨结核一般为继发性结核，以骨质破坏为主，周围骨质疏松比较常见，骨质增生则不明显。病变早期可仅表现为局部骨质疏松及周围软组织梭形肿胀。临床发病缓慢，除病变肢体或邻近关节疼痛、肿胀、脓肿、窦道形成、关节活动障碍等局部症状外，还可出现全身结核中毒症状。

二、关节结核

【临床线索】

关节结核多见于儿童，好发于负重的大关节，其中髋关节及膝关节约占80%。关节结核分为两种类型。

① 滑膜结核：结核杆菌经血行先侵及滑膜，进而侵犯关节软骨及软骨下骨质，破坏关节。

② 骨型：结核杆菌先侵犯骨骺及干骺端，而后侵及关节软骨。

【检查方法】

邻近一个关节的正位、侧位片，必要时应拍摄特殊体位。

【X线征象】

（1）滑膜型

① 软组织肿胀：关节周围软组织呈梭形肿胀，关节间隙正常或增宽，邻近骨质疏松。

② 骨质破坏：发生在关节的非承重面，即关节骨质的边缘出现虫蚀状骨质破坏，此进程比较缓慢，晚期导致关节间隙变窄。

③ 关节周围肌肉萎缩，软组织内干酪样物质液化穿透皮肤形成窦道。

④ 病变愈合期，骨质破坏停止，可出现增生硬化，病变修复；严重者可造成关节纤维性强直。

（2）骨型

① 病变于骨骺及干骺端出现骨质破坏。

② 其余征象与滑膜型结核类似。

【报告范例】

病史：36岁，女性，左膝肿痛3个月。

报告示范：左侧胫骨内侧髁关节面下可见斑片状骨质破坏，关节周围软组织肿胀，关节间隙略变窄，周围骨质密度减低、骨小梁稀疏（图5-5-2）。

【报告技巧与提示】

好发于负重的大关节，如髋关节和膝关节，约占80%。关节软骨破坏出现较晚且发展缓慢，关节间隙改变可在较长时间内不明显，一旦关节间隙变窄，则说明关节软骨已经大部破坏。本病可继发化脓性感染，出现骨质增生硬化。

三、脊椎结核

【临床线索】

脊柱结核是最为常见的骨关节结核，以25岁以上的青壮年为好发人群，腰椎结核为脊柱结核中最常见者，其次为胸椎结核，颈椎结核较少见。患者可具有结核的全身性症状，并伴有脊柱畸形，压迫脊神经出现相应的神经感觉运动障碍。

【检查方法】

病变椎体的正位、侧位片。

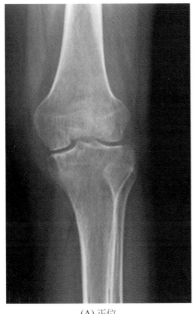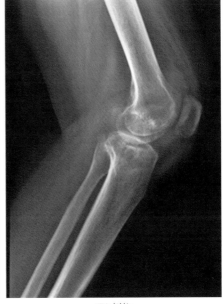

(A) 正位　　　　　　　　　　　　　　　　(B) 侧位

图 5-5-2 左膝关节结核

【X 线征象】

① 骨质破坏：根据病变首先受累的部位分为中心型、边缘型、韧带下型及附件型，但往往较难区分。骨质破坏为主要征象，表现为溶骨性骨破坏，椎体变扁、呈楔形，甚至完全破坏消失，附件受累者少见（主要见于附件型脊椎结核）。

② 椎间隙变窄，严重者可出现椎间隙消失，该征象几乎见于所有脊椎结核，故为诊断该疾病的重要依据。

③ 椎旁冷脓肿：颈椎结核，冷脓肿流向咽后壁称咽后壁脓肿；胸椎结核，冷脓肿向椎旁流注称椎旁脓肿；腰椎结核，冷脓肿向腰大肌流注称腰大肌脓肿。

④ 脊柱畸形：为脊柱结核的较常见征象，一般腰椎结核表现为腰椎侧弯，胸椎结核表现为脊柱后凸。

⑤ 死骨少见。

【报告范例】

病史： 59 岁，女性，腰痛 3 个月。

报告示范： 腰椎局部后凸，腰 1～2 椎体变扁，腰 1 椎体下缘及腰 2 椎体上缘可见骨质破坏，椎间隙明显变窄，左侧腰大肌明显肿胀（图 5-5-3）。

【报告技巧与提示】

好发于负重的大关节，如髋关节和膝关节，约占 80%。关节软骨破坏出现较晚且发展缓慢，关节间隙改变可在较长时间内不明显，一旦关节间隙变窄，则说明关节软骨已经大部破坏。本病可继发化脓性感染，出现骨质增生硬化。

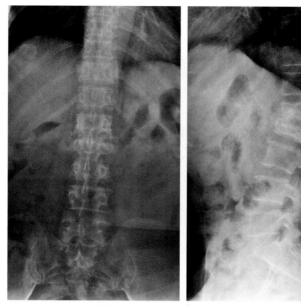

(A) 正位　　　　　　　　　　(B) 侧位

图 5-5-3　腰椎结核

第六节　骨肿瘤和瘤样病变

一、良性骨肿瘤

（一）骨瘤

【临床线索】

　　骨瘤为较常见的良性骨肿瘤，好发于青少年，95％发生于颅骨及副鼻窦，一般无症状，发生于颅骨内板或副鼻窦者，可出现相应的压迫症状。骨瘤很少发生恶变。

【检查方法】

　　颅骨或鼻窦的正位、侧位片，必要时应拍摄特殊体位。

【X线征象】

　　① 致密骨型骨瘤：表现为突出于骨表面的骨性突起，呈半球形、扁丘状或乳头状，边缘光滑完整，呈一致性高密度影。

　　② 松质骨型骨瘤：一般生长较大，表现为自颅板呈半球形或扁平状向外突出，边缘光滑，内部密度似板障，其内可见斑点状高密度影，起于板障者可见内外板分离。

　　③ 混合型骨瘤：较少见，外周为致密骨、内部可见松质骨。

【报告范例】

　　病史：53 岁，女性，左额部骨性肿物 20 年。

　　报告示范：左额部可见局限性致密影，边界清楚，呈类圆形，周围骨质未见异常（图 5-6-1）。

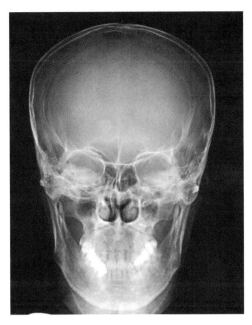

图 5-6-1　颅骨骨瘤（正位）

【报告技巧与提示】

95％发生于颅骨及副鼻窦。很少发生恶变。

（二）单发性内生软骨瘤

【临床线索】

多见于青壮年，好发于掌骨、指骨，可见于股骨、肋骨、胫骨和足骨。一般无症状，或有轻微酸痛感，浅表者可触及肿块，偶可合并病理性骨折。

【检查方法】

邻近一个关节的正位、侧位片，必要时应拍摄特殊体位。

【X 线征象】

① 发生于指骨者多位于中段和近段，而发生于掌骨、跖骨者多位于骨干中远部。常开始于干骺部，随骨生长而逐渐移向骨干。

② 骨髓腔呈膨胀性偏心性骨质破坏，可呈多房样改变，邻近骨皮质变薄，边界清，可见硬化缘。

③ 骨质破坏区内可见点状、环状或不规则的钙化或骨化。

【报告范例】

病史：30 岁，男性，左手外伤 1 天。

报告示范：左手中指中节指骨髓腔内囊状低密度影，其内可见斑点状钙化，周围可见硬化缘，骨干呈均匀膨胀性改变，骨皮质变薄，局部骨皮质不连续（图 5-6-2）。

【报告技巧与提示】

多发生于掌骨、指骨。本病生长缓慢，症状轻，偶可合并病理性骨折。根据其好发部位及肿瘤内钙化可与骨囊肿、上皮样囊肿、血管球瘤鉴别。

（三）多发性软骨瘤

【临床线索】

多发性软骨瘤多见于青少年男性。发病部位以掌骨、指骨多见，四肢长骨中以股骨、胫

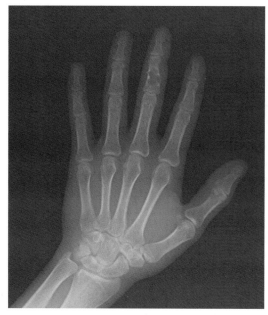
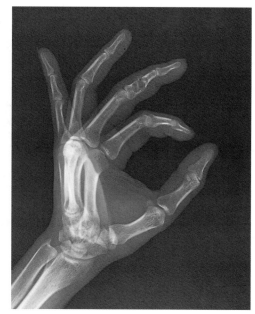

(A) 正位　　　　　　　　　　　　　　　　　(B) 斜位

图 5-6-2　左手单发性内生软骨瘤

骨多见，其次为椎体、骨盆和肋骨端，多累及两侧，以一侧为主。主要临床症状是多发性肿块。常合并各种畸形。多发性软骨瘤的恶变率高于单发性内生软骨瘤，若肿瘤生长迅速，疼痛加剧，常提示恶变。

【检查方法】

多部位、多关节的正位、侧位片。

【X线征象】

① 与单个发生的内生软骨瘤相似。发生于长管状骨时多位于干骺端，肿瘤较小时表现为局限性囊状或条状透光区，中心或偏心性生长。肿瘤较大时，干骺端呈喇叭样膨胀，其内见粗大的骨性间隔和斑点状钙化，临近骨皮质变薄甚至缺损。扩张的干骺端可同时伴有弯曲畸形。

② Ollier 病是伴有软骨发育障碍和肢体畸形的多发性软骨瘤，有单侧发病倾向。

③ Maffucci 综合征指多发性软骨瘤并发软组织血管瘤。

【报告范例】

病史：2 岁，女性，左上下肢短粗 5 个月。

报告示范：左下肢较对侧短缩，左侧股骨、胫骨及腓骨上下干骺端增粗膨大，可见多发囊状及条状透光区，其内可见骨性间隔及少许点状钙化，邻近骨皮质变薄或缺损，累及部分骨骺（图 5-6-3）。

【报告技巧与提示】

病变多发，常累及两侧，以一侧为主。严重者，扩张的干骺端可同时伴有弯曲畸形，影响患儿生长发育。多发性软骨瘤的恶变率高于单发性内生软骨瘤，若肿瘤生长迅速，疼痛加剧，要考虑肿瘤恶变。

（四）骨软骨瘤

【临床线索】

骨软骨瘤又称骨软骨性外生骨疣，分为单发和多发。多发者有家族遗传性，是一种先天

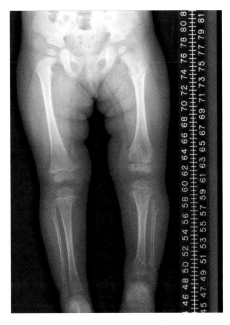

图 5-6-3　多发性软骨瘤

性骨发育异常。好发于长骨干骺端，随骨的生长而向骨干移行，以股骨下端和胫骨上端最常见。早期无症状，肿瘤较大时可有轻压痛和局部畸形。

【检查方法】

邻近一个关节的正位、侧位片，必要时应拍摄特殊体位。

【X 线征象】

① 骨软骨瘤起自干骺端，逐渐向骨干移行，背向关节生长。

② 表现为局限性骨性突起，以宽基底与母体骨相连，骨皮质及骨松质均与母骨皮质相延续。

③ 肿瘤顶部有软骨帽，软骨帽在 X 线片上不显影。当软骨帽钙化时，基底顶缘外出现点状或环形钙化影。

④ 骨软骨瘤恶变征象：肿瘤突然增大；周围出现软组织肿块；周边骨质破坏缺损；软骨帽钙化模糊、残缺不全。

【报告范例】

病史： 38 岁，男性，发现大腿外侧占位 20 年，近期出现疼痛。

报告示范： 左侧股骨远端可见局限性骨性突起，背离关节生长，呈宽基底与股骨相连，骨皮质及骨松质均与股骨相移行，周围软组织未见异常（图 5-6-4）。

【报告技巧与提示】

先天性骨发育异常性疾病。局限性骨性突起，以宽基底与母体骨相连，骨皮质及骨松质均与母骨皮质相延续，背离关节生长。注意骨软骨瘤恶变征象。

（五）骨样骨瘤

【临床线索】

多见于 30 岁以下的青少年。临床表现为局部明显压痛，夜间加重，服用水杨酸类药物可缓解疼痛。常发生于长管状骨骨干，多见于胫骨和股骨。发生于脊椎者大多位于附件。

【检查方法】

邻近一个关节的正位、侧位片，必要时应拍摄特殊体位。

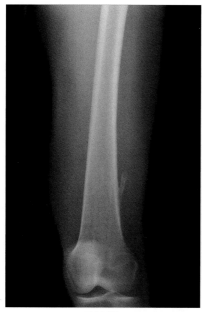
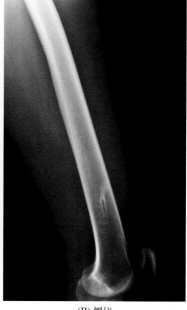

(A) 正位　　　　　　　　　　　(B) 侧位

图 5-6-4　左股骨骨软骨瘤

【X 线征象】

① 瘤巢：为 1～2cm 大小的透亮区，常为单个瘤巢，偶见 2 个以上的瘤巢，在长骨多沿骨长轴呈卵圆形或不整形，有时其中可见钙化斑。可伴有瘤巢周围软组织肿胀。

② 瘤巢周围骨质硬化，少数可见层状骨膜增生，在扁骨周围硬化常呈环状。

③ 位于骨膜下的瘤巢可引起压迫性骨萎缩。

【报告范例】

病史：19 岁，男性，右小腿疼痛。

报告示范：右侧胫骨骨皮质增厚，其内可见大小约 1cm 透亮区，边界较清，其内可见点状钙化斑，周围骨质可见轻度硬化，无明显骨膜反应，周围软组织未见异常（图 5-6-5）。

【报告技巧与提示】

局部明显压痛，夜间加重，服用水杨酸类药物可缓解疼痛。多见于胫骨和股骨，85％位于骨皮质。瘤巢内可见钙化斑，称为"巢中带蛋"，较为特征。

（六）非骨化性纤维瘤

【临床线索】

非骨化性纤维瘤为结缔组织源性良性骨肿瘤，好发于青少年，多位于胫骨、股骨、腓骨干骺端，随年龄增长逐渐移向骨干。

【检查方法】

邻近一个关节的正位、侧位片，必要时应拍摄特殊体位。

【X 线征象】

① 皮质型：位于一侧骨皮质内，呈单房、多房或分叶状骨破坏，长轴平行于骨干，边缘有硬化，以髓腔侧明显，骨皮质可膨胀变薄或中断，骨质破坏区内无钙化，无骨膜反应及软组织肿块。

② 髓腔型：多位于长骨干骺部或骨端，在骨内呈膨胀性骨破坏，侵犯骨横径的大部或

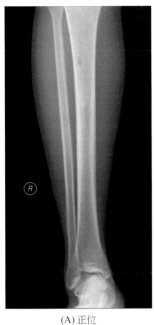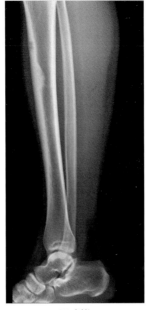

图 5-6-5 右胫骨、腓骨骨样骨瘤

(A) 正位　　　　　　　　　　(B) 侧位

全部，骨皮质变薄，分叶生长，表面如石榴皮样凹凸不平。

【报告范例】

　　病史：11 岁，男性，发现左股骨肿物 1 个月。

　　报告示范：左侧股骨远端可见多房状骨质破坏，长轴平行于骨干，骨皮质略膨胀变薄，髓腔侧边缘硬化，病灶内见线状分隔，无骨膜反应，周围软组织未见异常（图 5-6-6）。

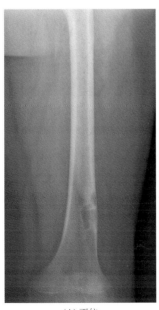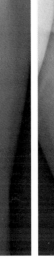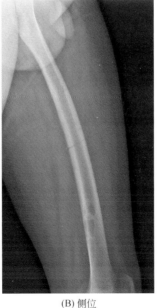

图 5-6-6 左股骨非骨化性纤维瘤

(A) 正位　　　　　　　　　　(B) 侧位

【报告技巧与提示】

　　多位于四肢长骨干骺部，尤以胫骨、股骨、腓骨多见，随年龄增长逐渐移向骨干。本病与纤维性骨皮质缺损有相同的组织学表现和发病部位，但后者常多发、对称，直径多小于2cm，仅限于骨皮质不侵犯骨髓腔，无膨胀性骨壳。

（七）骨化性纤维瘤

【临床线索】

骨化性纤维瘤是由纤维组织和骨组织构成的良性肿瘤，若以骨组织为主，则称为纤维骨瘤。好发于20～30岁，女性多见，多见于颅面骨，少数见于长骨。临床症状轻，可触及局部质硬性肿块。

【检查方法】

邻近一个关节的正位、侧位片，必要时应拍摄特殊体位。

【X线征象】

① 病变呈单房、多房或不规则膨胀性骨质破坏，周边有硬化缘。

② 病变以骨组织为主，其内常有密度较高的骨化影或为一致密骨块。若以纤维为主，可呈囊状膨胀性骨破坏，其内可密集或散在钙化斑，有的表现为弥漫性密度不均或磨玻璃样改变。

③ 一般无骨膜增生及软组织肿块。

【报告范例】

病史：3岁，女性，发现右小腿肿物2个月。

报告示范：右侧胫骨上段可见一多房、形态不规则膨胀性骨质破坏区，周边有硬化，其内可见斑片状钙化影，无骨膜反应，周围软组织未见异常（图5-6-7）。

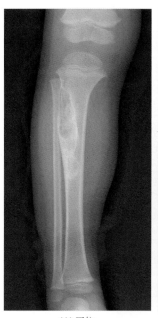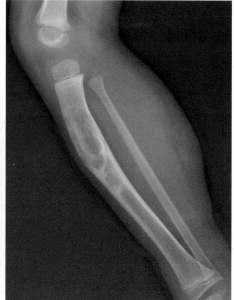

(A) 正位   (B) 侧位

图 5-6-7　右胫骨、腓骨骨化性纤维瘤

【报告技巧与提示】

女性多见，生长缓慢，症状轻微，可表现为局部硬性肿块。多发生于颅骨、面骨，少数见于长骨，偶可发生于软组织。

（八）骨巨细胞瘤

【临床线索】

好发于20～40岁成年人长骨骨端，一般多发生在股骨下端、胫骨上端及桡骨下端。临床症状可表现为局部压痛，触之有乒乓球感。

【检查方法】

邻近一个关节的正位、侧位片，必要时应拍摄特殊体位。

【X线征象】

① 膨胀性偏心性骨破坏，横径大于纵径，骨壳较薄，其内可见纤细骨嵴，呈蜂房状，典型表现为"肥皂泡"样改变。

② 病变与正常组织分界清楚，无硬化缘，其内无钙化和骨化影。

③ 一般无骨膜增生及软组织肿块。

④ 骨巨细胞瘤恶变征象：与正常骨分界模糊，骨嵴残缺不全；骨膜反应显著，可见骨膜三角；出现巨大软组织肿块，与骨膨胀程度不相对应；肿瘤突然迅速生长；放疗后肿块钙化又出现吸收。

【报告范例】

病史：32岁，男性，右小腿肿物两年。

报告示范：右侧腓骨上端可见明显膨胀性骨质破坏，略呈偏心性，骨壳较薄，其内可见纤细骨嵴，呈蜂房状，表现为"肥皂泡"样改变，病变与正常骨分界清楚，未见硬化缘，无骨膜反应，周围软组织未见异常（图5-6-8）。

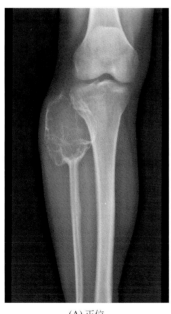

(A)正位

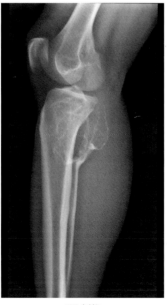
(B)侧位

图 5-6-8　右胫腓骨骨巨细胞瘤

【报告技巧与提示】

临床可表现为局部压痛，触之有乒乓球感。膨胀性骨破坏，横径大于纵径，呈"肥皂泡"样改变。注意骨巨细胞瘤恶变征象。

二、恶性骨肿瘤

（一）骨肉瘤

【临床线索】

骨肉瘤好发于青少年，以 11～20 岁多见。肿瘤好发于长骨干骺端，尤其是股骨下端、胫骨上端及肱骨上端。临床症状主要为局部疼痛、肿胀和运动障碍，病程进展可出现消瘦等全身症状。骨肉瘤可出现早期转移，预后差。

【检查方法】

邻近一个关节的正位、侧位片，必要时应拍摄特殊体位。

【X线征象】

① 松质骨的骨质破坏，多位于干骺端，呈虫蚀状、斑片状及不规则状，骨破坏区与周围正常骨组织分界不清。

② 肿瘤骨及肿瘤软骨钙化：分布于骨破坏区和软组织肿块内，肿瘤骨多表现为云絮状、斑块状或针状。肿瘤软骨钙化多表现为小点状、弧形或环形钙化影。

③ 骨膜反应：广泛且多样化，可呈线状、层状，但常被肿瘤溶解破裂，出现骨膜三角（Codman 三角）。

④ 软组织肿块：肿瘤突破骨向软组织内生长，肿块多呈圆形或半圆形，境界多不清楚，在软组织肿块内可见瘤骨。

⑤ 骨肉瘤分三种类型。一是成骨型，以增生、硬化为主，骨质破坏少，骨膜增生明显，较多肿瘤骨；二是溶骨型，以骨质破坏为主，易形成骨膜三角，多无肿瘤骨生成；三是混合型，以上两种情况并存。

【报告范例】

病史：13 岁，女性，腿部疼痛。

报告示范：左侧股骨远端形态不规整，可见不规则骨质破坏区及局限性密度增高区，病变与周围正常组织分界不清，周围可见软组织肿块，其内可见肿瘤骨形成，多发骨膜增生，并可见骨膜三角形成（图 5-6-9）。

【报告技巧与提示】

骨肉瘤作为恶性骨肿瘤中的一种，具有恶性骨肿瘤特有的征象（骨质破坏、软组织肿块、肿瘤骨及骨膜反应）。骨肉瘤有好发的年龄段及好发部位，有助于与其他肿瘤相鉴别。

（二）软骨肉瘤

【临床线索】

软骨肉瘤好发于 40～60 岁的成年人。发病部位以股骨和胫骨最多见，还可见于除骶骨以外的骨盆。临床表现没有特异性。多表现为缓慢发展的疼痛，有时可触及肿块。

【检查方法】

邻近一个关节的正位、侧位片，必要时应拍摄特殊体位。

【X线征象】

① 中心型软骨肉瘤：发生于髓腔，呈中心性生长，溶骨性骨破坏，与周围骨质分界不清，邻近骨皮质可有不同程度的膨胀、变薄，形成软组织肿块，骨质破坏区和软组织肿块内可见数量不等、分布不均、边缘清楚或模糊的环形、半环形或沙砾样的钙化影，也可见斑片状软骨内骨化征象，偶可见骨膜反应和 Codman 三角。

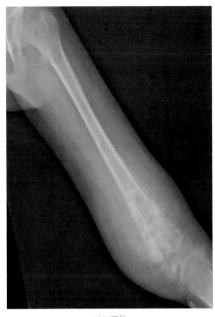 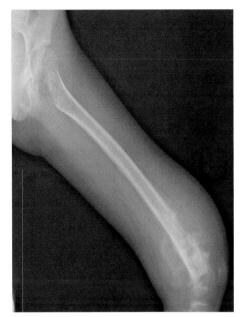

(A) 正位　　　　　　　　　　　　　(B) 侧位

图 5-6-9　左股骨骨肉瘤

②周围型软骨肉瘤：发生于骨表面，一般多为骨软骨瘤恶变而来。表现为软骨帽不规则增厚，边缘模糊，形成不规则软组织肿块，其内出现不同形状的钙化。

【报告范例】

病史：53 岁，男性，局部疼痛。

报告示范：左侧耻骨联合可见多发溶骨性骨破坏，与周围正常骨质分界欠清，局部骨皮质变薄，骨质破坏区内见环形及沙砾样钙化，未见确切骨膜三角（图 5-6-10）。

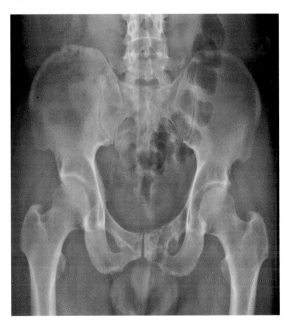

图 5-6-10　骨盆软骨肉瘤（正位）

【报告技巧与提示】

具有恶性骨肿瘤的基本征象。骨质破坏区及软组织肿块内的环形、半环形及沙砾样钙化，也可见斑片状软骨内骨化，为其特有征象。

（三）尤文肉瘤

【临床线索】

好发于10～25岁的青少年。发病部位以四肢长骨骨干多见。临床症状以疼痛最为常见，并可触及局部肿块，往往伴有全身症状，如发热、周身不适、乏力、食欲下降及贫血等。

【检查方法】

邻近一个关节的正位、侧位片，必要时应拍摄特殊体位。

【X线征象】

① 长骨骨干髓腔内出现虫蚀状、鼠咬状，大小不等斑片状溶骨性破坏，破坏区与正常骨分界不清，周围骨皮质可稍膨胀。

② 出现广泛的层状骨膜增生，骨膜反应被破坏后可形成骨膜三角，在骨膜反应断裂处可见细小的、垂直状骨针，为典型改变。

③ 肿瘤侵破骨皮质形成软组织肿块，肿块内无肿瘤骨。

④ 本病对放射治疗敏感，与其他病变做鉴别时，称为"诊断性治疗"。

（四）骨髓瘤

【临床线索】

骨髓瘤为起源于骨髓网织细胞的恶性肿瘤，一般为多发。多见于40岁以上男性，好发于富含红骨髓的部位。临床表现可出现多个系统的症状，实验室检查有Bence-Jones蛋白尿。

【检查方法】

邻近一个关节的正位、侧位片，必要时应拍摄特殊体位。

【X线征象】

① 广泛性的骨质疏松，发生于脊柱或肋骨者可合并病理性骨折。

② 多发性骨质破坏，呈穿凿状、鼠咬状或蜂窝状、皂泡状改变，可伴有骨膨胀。

③ 局限性软组织肿块，椎旁的软组织肿块很少跨越椎间盘水平至邻近椎旁。

④ 骨质硬化少见，该类型称为骨质硬化型骨髓瘤。

【报告范例】

病史：70岁，男性，无明显症状，实验室检查显示Bence-Jones蛋白尿。

报告示范：颅面骨骨质密度减低，可见多发穿凿样及蜂窝状骨质破坏，边界清楚，部分病灶相互融合，无硬化缘及骨膜反应（图5-6-11）。

【报告技巧与提示】

该病好发于富含红骨髓的部位。一般为多发，需与多发转移瘤鉴别，后者多不伴有骨质疏松。特异性实验室检查Bence-Jones蛋白尿。

（五）转移性骨肿瘤

【临床线索】

转移性骨肿瘤为最常见的骨恶性肿瘤。多发生在中年后，常表现为多发性，单发者较少见。多见于躯干骨，尤其是脊柱，长骨通常以膝、肘以上好发，其远侧少见。半数患者有原发恶性肿瘤病史，转移部位不同可出现相应临床症状。

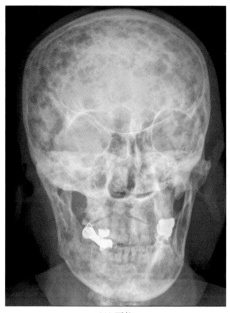
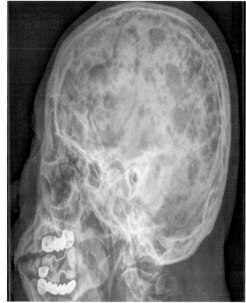

(A) 正位　　　　　　　　　　　　　　　　　(B) 侧位

图 5-6-11　头颅骨髓瘤

【检查方法】

　　邻近一个关节的正位、侧位片，必要时应拍摄特殊体位。

【X 线征象】

　　① 溶骨型：多见，表现为虫蚀状骨破坏区，边缘不规则，无硬化边，破坏融合扩大后形成大片溶骨性骨质破坏区，骨皮质也被破坏。一般无骨膜增生。可形成局限性软组织肿块。常并发病理性骨折。发生于脊柱的转移性骨肿瘤常易并发病理性压缩性骨折，椎旁多可见局限性软组织肿块。椎间隙正常。椎弓根多受累。

　　② 成骨型：较少见，多发生于脊柱及骨盆。表现为斑片状或结节状高密度影，密度均匀一致，常多发，境界清楚或模糊。骨皮质多完整。

　　③ 混合型：兼有溶骨型和成骨型的骨质改变。

【报告范例】

　　病史：53 岁，女性，乳腺癌术后，左腿疼痛。

　　报告示范：左侧股骨上段可见局限性骨质破坏区，邻近骨皮质变薄，骨皮质不连续，病变与周围正常骨质分界清楚，无明显骨膜增生及软组织肿块（图 5-6-12）。

【报告技巧与提示】

　　患者一般具有恶性肿瘤病史。一般为多发，多无明显骨膜反应及软组织肿块，可合并病理性骨折。单发转移瘤少见，诊断有一定困难，尤其是发生于长骨的溶骨性转移瘤，需与原发肿瘤鉴别。广泛性骨质破坏时，血清碱性磷酸酶可增高，这有助于同多发性骨髓瘤鉴别。

三、骨肿瘤样病变

（一）骨纤维异常增殖症

【临床线索】

　　骨纤维异常增殖症是一种病因不明、缓慢进展的自限性良性骨纤维组织疾病，正常的骨

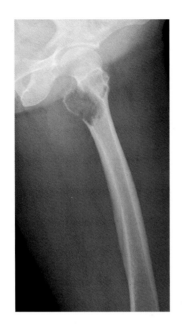

图 5-6-12　左股骨转移性骨肿瘤（正位）

组织被异常增生的纤维组织所替代。好发于儿童和青年。骨纤维组织异常增殖症为缓慢进行性局部肿块，因肿块压迫邻近器官组织，产生各种功能障碍与畸形。

【检查方法】

邻近一个关节的正位、侧位片，必要时应拍摄特殊体位。

【X线征象】

① 骨纤维异常增殖症可发生于单骨、单肢、单侧或多骨多发。发生于四肢管状骨者，多始于干骺或骨干，较少累及骨骺。主要表现为各种形态的密度减低和骨的弯曲畸形。发生于颅骨者常多骨受累，主要表现为骨质硬化和颜面畸形。

② 囊状膨胀改变：可为单囊、多囊性膨胀。表现为膨胀性透亮区，边缘清楚稍有硬化，骨皮质变薄、外突、外缘光滑，无骨膜增生。

③ 磨玻璃样改变：多见于长管状骨及肋骨，指囊状膨胀性改变中的密度均匀增高如磨玻璃状。

④ 丝瓜络样改变：多见于肋骨、肱骨及股骨，骨质膨胀增粗，皮质变薄甚至可以消失。骨小梁粗大扭曲，表现为沿纵轴方向走行的粗大骨纹，似丝瓜瓤。

⑤ 虫噬样改变：病变呈多发的点状溶骨性骨破坏，边缘锐利。

⑥ 硬化改变：多见于成年人的肋骨，长管状骨少见。

【报告范例】

病史： 24 个月，男性，右腿包块。

报告示范： 右侧胫骨形态不规整，可见多发膨胀性骨质破坏，骨皮质变薄，局部不连续，病变区骨质密度减低，呈磨玻璃密度及丝瓜瓤改变，边界较清，未见明显硬化缘，无骨膜增生（图 5-6-13）。

【报告技巧与提示】

好发于青年及儿童。多呈膨胀性骨改变，可伴有病理性骨折或骨骼畸形。骨质破坏区内磨玻璃密度及丝瓜瓤改变为其特有征象。

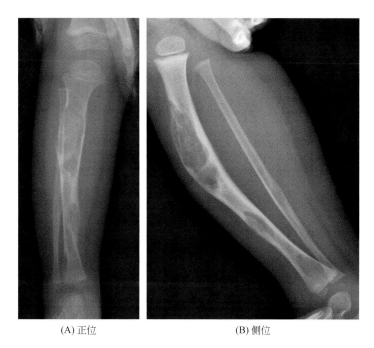

(A) 正位　　　　　　　　　　　　　　　(B) 侧位

图 5-6-13　右胫骨、腓骨骨纤维异常增殖症

（二）嗜酸性肉芽肿

【临床线索】

嗜酸性肉芽肿是一种孤立性的组织细胞非肿瘤性质的异常分化。多发生于 5～10 岁儿童。好发于颅骨，股骨次之，再次为脊柱、肋骨、骨盆等。临床主要症状为局部疼痛、肿胀或肿块。红细胞沉降率升高。

【检查方法】

邻近一个关节的正位、侧位片，必要时应拍摄特殊体位。

【X 线征象】

① 单发或多发圆形或卵圆形溶骨性破坏，无或轻度硬化，边界清楚，病变穿破骨皮质可形成软组织肿块，可出现层状骨膜反应。

② 发生于颅骨的病变可跨越骨缝。

③ 发生于脊柱者可累及单个或多个椎体，相邻椎间隙多正常或稍增宽，椎旁可见局限性软组织肿块。

④ 在长骨，病变多累及干骺端和骨干，极少数累及骨骺。

【报告范例】

病史：4 岁，男性，右股骨肿物半个月。

报告示范：右侧股骨中段见局限性骨质破坏区，边界清楚，未见明显硬化缘，病变周围可见层状骨膜反应，周围软组织未见异常（图 5-6-14）。

【报告技巧与提示】

多见于儿童。病变周围可见层状骨膜反应。实验室检查可出现红细胞沉降率升高。本病预后良好，治疗后可修复，也可自愈。

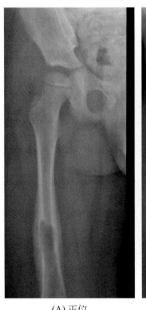 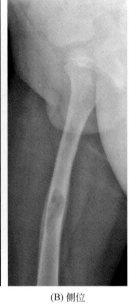

(A) 正位　　　　　　　　　(B) 侧位

图 5-6-14　右股骨嗜酸性肉芽肿

（三）骨囊肿

【临床线索】

多见于 5～15 岁儿童。好发于股骨颈、股骨上端和肱骨上端。随着年龄增长，囊肿逐渐向骨干方向移动。一般无明显症状，或仅有间歇性隐痛。

【检查方法】

邻近一个关节的正位、侧位片，必要时应拍摄特殊体位。

【X 线征象】

① 发生于长管骨干骺端的松质骨或骨干的髓腔内，不跨越骺板。

② 一般为卵圆形，其长径与骨长轴一致。

③ 可表现为膨胀性改变，骨皮质变薄，边界清楚，可有硬化缘，一般无骨膜反应。

④ 少数可表现为多房样，主要是囊壁骨嵴互相重叠的结果。

⑤ 骨囊肿伴发病理性骨折。

【报告范例】

病史：14 岁，女性，走路跛行。

报告示范：右侧股骨近端可见多发类圆形骨质破坏区，长径与股骨长轴一致，边界清楚，邻近骨皮质变薄，局部可见轻度硬化缘，无骨膜反应，周围软组织未见异常（图 5-6-15）。

【报告技巧与提示】

病变具有其好发部位。一般病变长径与骨长轴一致。具有良性病变特点。

（四）纤维性骨皮质缺损

【临床线索】

纤维性骨皮质缺损是局部骨膜化骨障碍，纤维组织增生或骨膜下纤维组织侵入皮质所致。好发年龄段为 6～15 岁。多发生于股骨远侧和胫骨近侧干骺端，尤以股骨内壁、后壁皮质多见，双侧可对称出现。一般无明显症状，少数有间歇性钝疼，局部可有轻微肿胀和压痛。

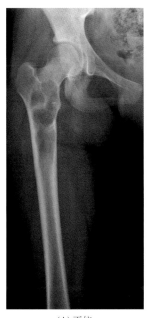
(A) 正位

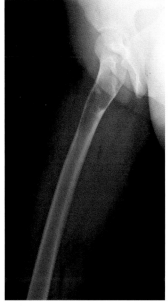
(B) 侧位

图 5-6-15 右股骨骨囊肿

【检查方法】

邻近一个关节的正位、侧位片，必要时应拍摄特殊体位及对侧位片。

【X 线征象】

表现为骨皮质的不规则缺损，正位多呈圆形或长圆形，侧位呈水滴状或杯口状，边缘清晰，有薄层硬化边，一般无骨膜反应，病灶往往直径小于 2cm。少数病灶可呈多囊状改变。

【报告范例】

病史：9 岁，女性，右膝外伤。

报告示范：右侧胫骨上段见一局限性骨皮质不规则缺损，呈椭圆形，边缘清楚，可见硬化缘，未见骨膜反应，周围软组织无明显异常（图 5-6-16）。

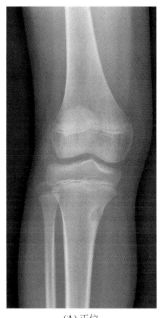
(A) 正位

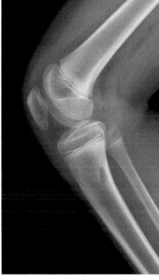
(B) 侧位

图 5-6-16 右膝关节纤维性骨皮质缺损

【报告技巧与提示】

患者为青少年，病变部位位于干骺端，病灶一般小于 2cm。无明显症状，常偶然发现。具有良性病变特点。

第七节　关节病变

一、化脓性关节炎

【临床线索】

患者常急性发病，局部关节有红肿热痛及功能障碍，并可有全身症状如寒战、发热及白细胞增多等。

【检查方法】

正位、侧位片。

【X 线征象】

① 急性期：表现为关节囊肿胀和关节间隙增宽。

② 进展期：常在发病后 1 个月左右，由于关节软骨破坏，引起关节间隙狭窄。以承重部分破坏出现早且明显，严重时可发生干骺端骨髓炎。

③ 愈合期：骨质破坏停止进行，出现修复。病变区骨质增生硬化，严重时则形成骨性强直。

【报告范例】

报告示范：右股骨颈缩短，不连续，右股骨近端密度不均，可见引流管，右髋臼毛糙，关节面下见小囊状透光区，右髋关节间隙明显变窄（图 5-7-1）。

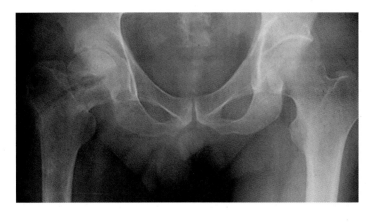

图 5-7-1　化脓性关节炎

【报告技巧与提示】

早期需观察关节间隙改变，一般骨端破坏先见于关节的承重面，破坏区比较广泛，晚期时会出现关节骨性强直。为进一步确诊建议行 CT 和 MRI 检查，CT 在显示早期和细微骨质破坏和关节积液方面比 X 线更有优势。早期 MRI 可以清楚显示关节内积液、骨内水肿和脓肿。

二、类风湿关节炎

【临床线索】

多见于中年妇女。早期症状有低热、疲劳、消瘦、肌肉酸痛和红细胞沉降率升高等。本病常累及关节，手足小关节尤其好发。受侵关节梭形肿胀、疼痛、活动受限、肌无力、肌萎缩和关节半脱位等。常累及近侧指间关节，呈对称性。部分患者出现较硬的皮下结节。实验室检查血清类风湿因子常呈阳性。

【检查方法】

关节正位、侧位片、手、足正位、斜位片。

【X 线征象】

① 关节软组织梭形肿胀。

② 关节间隙早期因关节积液而增宽，待关节软骨破坏后则变窄。

③ 关节面骨质侵蚀多见于边缘，是滑膜血管翳侵犯的结果，也可累及邻近骨皮质。小关节，特别是手骨最为常见。

④ 骨性关节面模糊、中断，软骨下骨质吸收囊变是血管翳侵入骨内所致，内充纤维肉芽组织及滑膜液，呈半透明影，周围有硬化，最后为骨质充填。

⑤ 关节邻近的骨骼发生骨质疏松，病变进展则延及全身骨骼。

⑥ 膝、髋等大关节可形成滑膜囊肿向邻近突出。

⑦ 晚期可见四肢肌萎缩，关节半脱位或脱位，骨端破坏后形成骨性融合。半脱位可发生于寰椎、枢椎，可以是最早的改变。指间关节、掌指关节半脱位明显，且常造成手指向尺侧偏斜畸形，具有一定特点。

【报告范例】

报告示范：双手指间关节间隙变窄，部分关节面下可见多发囊状低密度灶，关节周围软组织肿胀，余骨骨质普遍呈疏松改变（图 5-7-2）。

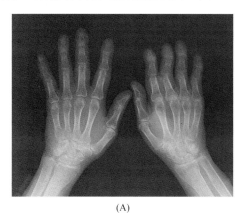
(A)

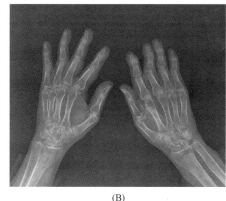
(B)

图 5-7-2 类风湿关节炎

【报告技巧与提示】

影像学表现虽有一些特点，但对定性诊断多无特殊意义，需结合临床和实验室检查（红细胞沉降率、C 反应蛋白、血清类风湿因子）做出诊断。

三、创伤性关节炎

【临床线索】

关节内骨折或脱位的晚期变化。严重者可引起关节强直。

【检查方法】

正位、侧位片。

【X线征象】

① 骨性关节面硬化，关节周围骨边缘可见骨棘样、骨赘样或唇突样骨质增生。

② 关节间隙变窄及关节内出现游离体。

【报告范例】

报告示范：双侧股骨固定术后，双侧胫骨髁间隆突变尖，关节缘呈硬化改变，关节间隙略变窄（图5-7-3）。

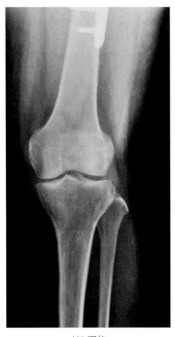 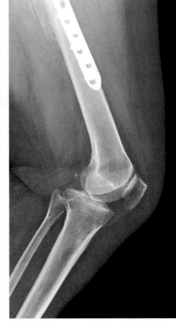

(A) 正位 (B) 侧位

图5-7-3 创伤性关节炎

【报告技巧与提示】

本病有明确的外伤史，当出现游离体时，更要引起注意，详细询问病史。

四、退行性骨关节病

【临床线索】

退行性骨关节病分原发与继发两种。前者是承重关节如髋、脊柱和膝等关节易受累。后者则继发于炎症或外伤，任何年龄、任何关节均可发病。常见症状是局部疼痛、运动受限、关节变形，但无肿胀和全身症状。症状轻重与关节变化程度并不平行。

【检查方法】

关节正位、侧位片。

【X线征象】

① 关节间隙变窄，关节面变平，边缘锐利或有骨赘突出，软骨下骨质致密，关节面下方骨内出现圆形或不规整形透光区。前者为退行性假囊形成，后者为骨内纤维组织增生所致。

② 晚期除上述表现加重外，还可见关节半脱位和关节内游离骨体，但多不造成关节强直。关节囊与软组织无肿胀，邻近软组织无萎缩，骨骼一般也无骨质疏松现象。在指间关节多先累及远侧关节，关节间隙可消失，并有骨小梁通过，造成关节强直。

③ 脊椎退行性骨关节病包括脊椎小关节和椎间盘的退行性变。脊椎小关节改变包括上下关节突变尖、关节面骨质硬化和关节间隙变窄。椎间盘退行性变表现为椎体边缘出现骨赘，相对之骨赘可连成骨桥。椎间隙前方可见小骨片，但不与椎体相连。为纤维环及邻近软组织骨化所致。髓核退行性变则出现椎间隙变窄，椎体上下骨缘硬化。

【报告范例】

报告示范： 左胫骨平台髁间隆起略变尖，左股骨内侧髁、外侧髁，胫骨内侧髁、外侧髁及右髌骨上下缘可见骨赘生成，左胫骨关节面骨质硬化，左股骨内侧髁及胫骨近端关节面下可见局部透亮区，左侧膝关节间隙变窄（图5-7-4）。

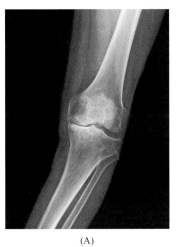 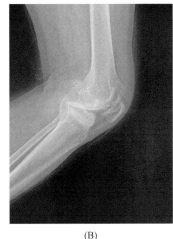

图 5-7-4　退行性骨关节病

(A)　　　　　　　　　　　　　(B)

【报告技巧与提示】

此病X线检查即可确诊，但当增生引起椎管狭窄，并压迫脊髓时，诊断有赖于CT和MRI。

五、髌骨软化症

【临床线索】

临床上多以膝关节活动障碍为主要症状，特别是持重情况下屈伸运动障碍，多发生于30岁以后。

【检查方法】

髌骨轴位、侧位片。

【X线征象】

早期常无异常，随着病情进展，可见髌骨后面出现小囊状透亮区及骨硬化，髌股间隙变窄，可小于3mm，并常见骨质增生，严重者可发生髌骨移位。

【报告范例】

报告示范： 右髌骨关节面下见多发类囊状透光区，周围骨质增生硬化，髌骨上下缘可见骨刺样增生（图5-7-5）。

【报告技巧与提示】

早期X线检查阴性时，建议行MRI检查，MRI对软骨的显示效果好，可以清晰显示髌骨下软骨的改变情况。

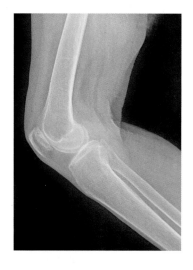

图 5-7-5 髌骨软化症

六、痛风性关节炎

【临床线索】

痛风的临床特点为血清和体液中尿酸增高，急性关节炎的反复发作和尿酸盐在软组织和骨内沉积。有家族遗传史。本病95％的患者为男性。急性痛风性关节炎期多为单关节侵犯，以第1跖趾关节最多见，此期症状间歇发作，逐渐频繁。受累关节逐渐增多。慢性痛风性关节炎期炎症不能消退，关节畸形。

【检查方法】

正位、斜位片。

【X线征象】

早期可无阳性发现或表现为第1跖趾关节（掌指关节）处软组织肿胀。随着病情进展，软组织内痛风结节形成，软骨破坏及邻近骨破坏，骨破坏以边缘锐利的小囊状或椭圆形破坏为主，且可见到骨破坏边缘翘起、突出。

【报告范例】

报告示范：右手第1指骨近中节软组织肿胀，末节指骨基底部可见尖样密度增高影及斑点状透光区，关节间隙变窄，关节面密度增高（图 5-7-6）。

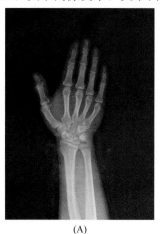

图 5-7-6 痛风性关节炎

(A)   (B)

【报告技巧与提示】

本病早期只表现为软组织肿胀或无异常表现，好发部位为第 1 跖趾关节，需重点观察，临床特点具有特征性，结合实验室尿酸检查诊断不难。

七、滑膜骨软骨瘤病

【临床线索】

临床表现为关节钝疼，随时间加重，可出现关节绞锁，运动障碍，有时可扪及关节游离体。本病好发于 30～50 岁，男女发病机会均等。

【检查方法】

正位、侧位片。

【X 线征象】

本病比较典型的表现是一个关节腔内出现多发钙化或骨化灶，病灶直径从数毫米到数厘米，在早期可表现为细小均匀钙化，到后期，钙化灶可达数厘米大小，周围致密可出现骨小梁结构，中心透亮，反映软骨基质。

【报告范例】

报告示范： 左肘关节腔内及肱骨外上髁旁可见多发结节状及不规则团块状钙化灶，部分病变中心可见透亮区，左肱骨远端、尺骨、桡骨近端边缘可见骨质增生（图 5-7-7）。

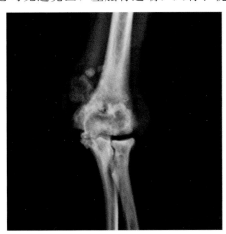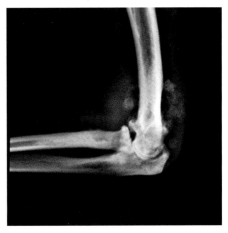

图 5-7-7　滑膜骨软骨瘤病

【报告技巧与提示】

典型患者 X 线片即可做出诊断，但在病变早期，X 线片上钙化或骨化不明显时，建议行 CT 及 MRI 进一步检查，可显示关节腔内滑膜的增生及软骨体。

第八节　脊柱病变

一、椎缘骨

【临床线索】

临床表现不一，有的无症状，有的在外伤后摄片发现。有症状者，大多主诉腰痛，程度不一。

【检查方法】

正位、侧位片。

【X线征象】

椎缘骨多呈直角三角形，密度同椎体，可有硬化边缘环绕，局部合并不同程度肥大增生、韧带钙化。

【报告范例】

报告示范： 腰3椎体前上缘见小三角形骨质密度影，边缘硬化（图5-8-1）。

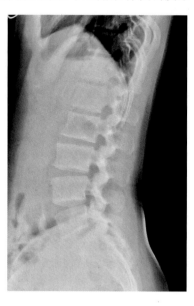

图5-8-1　椎缘骨

【报告技巧与提示】

一般侧位片即可明确诊断，如患者有外伤史时，建议进一步行三维CT检查，除外游离骨片。

二、脊椎退行性变

【临床线索】

临床上一般无明显症状，或只有颈部、腰部疼痛，并发椎间盘突出或脱出、椎管狭窄时，会引起相应的压迫脊髓、神经或血管的症状和体征。

【检查方法】

正位、侧位片。

【X线征象】

① 脊柱生理弯曲变直、侧弯，椎间隙变窄，椎间盘内可见"真空"征，髓核钙化。

② 椎体终板骨质增生、硬化，边缘部唇样骨赘形成，重者可连成骨桥。

③ 椎间关节间隙变窄，关节面硬化，关节突变尖及脊椎不稳，如前移、异常旋转等。

【报告范例】

报告示范： 腰椎曲度及序列尚可，诸椎体前缘及侧缘可见多发骨质增生改变，椎间隙尚正常（图5-8-2）。

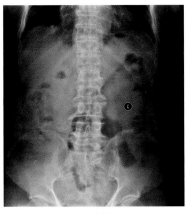
(A) 正位

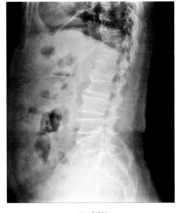
(B) 侧位

图 5-8-2　脊柱退行性变

【报告技巧与提示】

　　X 线片不能看到椎间盘及脊髓的情况，所以建议行 CT、MRI 检查，进一步观察椎间盘及脊髓的情况，MRI 还可以更清晰地观察血管及神经受压情况。

三、强直性脊柱炎

【临床线索】

　　最初的症状为间歇性下腰痛，或有低热，红细胞沉降率升高，颈部、枕部和臀部疼痛也常见。好发于 30 岁以下。在活动期红细胞沉降率可升高，类风湿因子常为阴性，也有1％～2％可为阳性，HLA-B27 常为阳性。

【检查方法】

　　正位、侧位片。

【X 线征象】

　　（1）骶髂关节

　　① 本病多从骶髂关节开始，自下而上累及脊柱，少数病例可从颈椎或下胸椎开始向下扩延。

　　② 早期关节边缘模糊，主要累及髂骨侧，随后关节软骨受侵表现为关节间隙假性增宽，关节面下呈锯齿状或串珠状骨破坏，周围可有骨质硬化，最后关节间隙变窄、消失，发生骨性强直。

　　（2）脊柱改变

　　① 方形椎体：由于椎体前缘上下角发生骨炎形成椎体前缘骨质硬化，使椎体前缘正常凹陷消失，形成方形椎体，有时甚至使椎体前缘隆凸。

　　② 关节突关节骨破坏：关节突关节的关节面不光滑，关节面下骨质缺损，伴边缘硬化，关节间隙变窄、消失，最后形成骨性强直。

　　③ 脊柱周围韧带、软组织钙化：前纵韧带、后纵韧带、棘上韧带、棘间韧带、黄韧带均可出现钙化，出现轨道征，晚期出现软组织钙化和脊柱两侧的骨桥，使脊柱呈"竹节状"。

　　④ 脊柱畸形：脊柱后凸，寰枢关节脱位及半脱位。

　　⑤ 四肢近侧大关节受累：常对称分布，关节间隙变窄，关节边缘骨赘形成和骨性强直，关节面下骨质缺损及边缘性骨质硬化。

【报告范例】

报告示范：胸椎及腰椎顺列，各椎体呈竹节样改变，各小关节及附件结构模糊，各椎间隙不窄（图 5-8-3）。

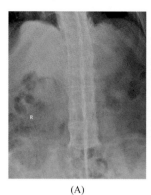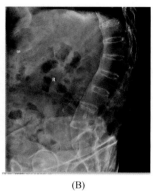

图 5-8-3　强直性脊柱炎

(A)　　　　　　　　　　　　　　(B)

【报告技巧与提示】

检查方法仍以 X 线片为主，由于骶髂关节有时显示不理想，CT 或 MRI 检查有助于发现早期改变。

■■■ 第九节　软组织病变 ■■■

一、软组织钙化和骨化性疾病

【临床线索】

① 软组织钙化为钙盐在软组织内沉积形成，表现为形态不规则、无结构的密度增高影。

② 骨化为在钙化基础上形成的有骨结构的密度增高影。

【检查方法】

正位、侧位片。

【X 线征象】

（1）骨化性肌炎　主要为外伤后，引起软组织出血、血肿，逐渐机化，继而钙化、骨化。有外伤史，肿痛、包块，随后吸收变小、硬结。

X 线表现为：软组织内不规则形态密度增高影（骨化影），内有骨小梁结构。邻近骨有骨膜增生。

（2）肌腱、筋膜钙化与骨化

① 为软组织退行性变的一部分，多合并骨关节退行性变。

② 多在骨的肌腱附着处，呈刺样突起。

③ 跟骨跖筋膜附着处表现为"跟骨刺"。

④ 跟腱附着处表现为跟骨结节后上方刺状突起。

⑤ 肱三头肌腱骨化：尺骨鹰嘴处。

⑥ 股四头肌腱骨化：髌骨下缘和胫骨结节处。

（3）韧带钙（骨）化　常见于项韧带、前纵韧带、后纵韧带、黄韧带等处。

（4）血管及淋巴管钙化

① 主动脉钙化：升主动脉（梅毒）、主动脉弓（动脉硬化性心脏病）、冠状动脉（动脉硬化性心脏病）、腹主动脉及分支（动脉硬化性心脏病）。

② 四肢血管和盆腔静脉：圆形、环形。

③ 淋巴结钙化：不规则斑片、斑点状。

（5）医源性软组织钙化　肌内注射，臀部对称性斑点、斑片状钙化。

（6）寄生虫钙化　囊虫钙化，长约 1.0cm，宽约 0.3cm 的米粒状钙化。其长径与肌纤维一致。

【报告范例】

报告示范：左膝关节髌上囊内多发小结节状钙化，股四头肌腱可见条状骨化（图 5-9-1）。

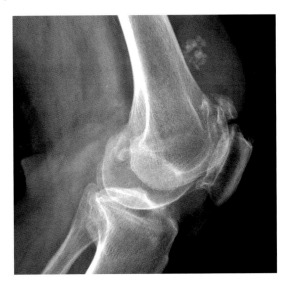

图 5-9-1　软组织钙化和骨化

【报告技巧与提示】

当软组织内出现钙化或骨化影时，要提高警惕，注意询问病史，必要时进一步做 CT 及 MRI 检查。

二、骨化性肌炎

【临床线索】

主要为外伤后，引起软组织出血、血肿，逐渐机化，而后钙化、骨化。有外伤史，肿痛、包块，随后吸收变小、硬结。

【检查方法】

正位、侧位片。

【X 线征象】

软组织内不规则形态密度增高影（骨化影），内有骨小梁结构。邻近骨有骨膜增生。

【报告范例】

报告示范：右股骨近侧干骺端松质骨内可见多发圆形及短条状高密度影，内侧软组织内见片状骨化密度影（图 5-9-2）。

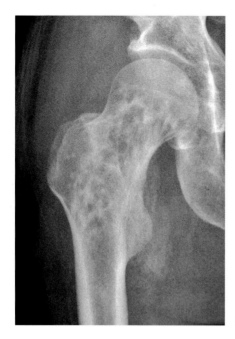

图 5-9-2　骨化性肌炎，骨斑点症

【**报告技巧与提示**】

　　软组织内见到不规则形态骨化影时，要详细询问病史，最好有旧片对照，对明确诊断会有很大帮助。

三、软组织炎症

【**临床线索**】

　　软组织炎症在骨科中常指软组织发生的非感染性炎症，病因通常是外伤、慢性劳损，少数也可由免疫反应引起，常表现为红、肿、热、痛。

【**检查方法**】

　　正位、侧位片。

【**X 线征象**】

　　（1）软组织水肿　软组织肿胀，肌间脂肪间隙模糊或消失，皮下组织与肌肉间界限不清；皮下脂肪增厚，其内可见条状或网状影。

　　（2）软组织积气　形态多样，大小不一的气体影。

【**报告范例**】

　　报告示范：右膝关节周围软组织肿胀，皮下脂肪与肌肉之间的界限模糊不清，皮下脂肪层增厚，内见条纹状影（图 5-9-3）。

【**报告技巧与提示**】

　　根据临床症状及体征再加上 X 线片的表现，本病诊断不难，必要时建议行 CT 及 MRI 检查。

四、软组织肿瘤

　　大多数软组织肿瘤的密度和其周围组织密度差别不大，X 线片检查有一定限度，可用于观察肿瘤引起的软组织轮廓及软组织间隙的变化，提供有无钙化、脂肪成分及邻近骨皮质改

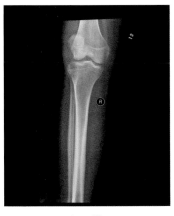
(A) 正位

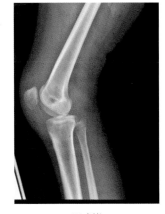
(B) 侧位

图 5-9-3　软组织炎症

变的信息。以下主要介绍脂肪瘤。

【临床线索】

　　脂肪瘤是一种常见的由成熟的脂肪细胞构成的良性软组织肿瘤，肿瘤细胞形态、大小不同于正常脂肪细胞，可较正常脂肪细胞大。浅表脂肪瘤多位于颈部、肩部、大腿等皮下组织，深部脂肪瘤位于大腿、腹膜后等深部组织。50～60岁多见，男多于女，临床上一般生长缓慢的无痛性圆形或盘状肿瘤，触诊界清。

【检查方法】

　　正位、侧位片。

【X线征象】

　　① 低密度病灶，与周围密度稍高的肌肉形成对比，无钙化，病灶界清。

　　② 深部脂肪瘤周围骨质可受累变形、弯曲，形态与周围结构有关，多为分叶状，浅表脂肪瘤呈球形或类椭圆形。

【报告范例】

　　报告示范： 左侧肱骨上方外侧软组织肿块，密度略低，边界不清，左肱骨未见异常改变（图 5-9-4）。

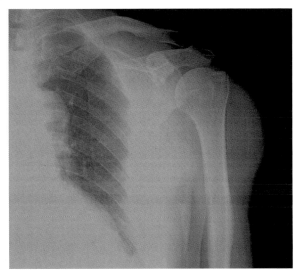

图 5-9-4　左上肢脂肪瘤

【报告技巧与提示】

较小的病灶容易漏诊，需结合 CT 及 MRI 检查。

■■■ 第十节　骨关节发育畸形 ■■■

一、先天性巨肢症

【临床线索】

本病患者患肢的骨骼和软组织均肥大，生长速度较健侧为快，并随年龄而增长。肥大肢体软组织似水肿样表现，皮肤粗糙，毛发粗长。巨肢的范围大小不一，可仅累及一或数指（趾），也可波及肢体大部分，分以下几种类型。

① 节段性肥大，累及一个肢体的全部或一部分；以巨指（趾）最常见。

② 半侧肥大，即身体的一侧肥大。

③ 交叉性肥大，身体的一侧全部或部分肥大，合并对侧一个或多个节段肥大。

肥大肢体因过度负重，常较早出现骨关节病。

【检查方法】

正位片。

【X 线征象】

① 中指近节、中节、远节指骨均较正常指骨增大。

② 增大的指骨周围软组织肿胀。

【报告范例】

报告示范：右手中指近节、中节、远节指骨均较余正常指骨明显增大，骨皮质尚连续，伴周围软组织肿胀，右手其余各组成骨形态及关节间隙未见明显异常（图 5-10-1）。

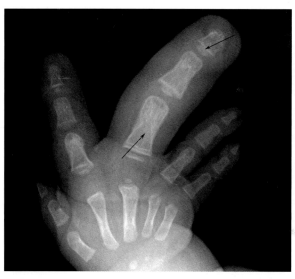

图 5-10-1　中指巨指畸形

【报告技巧与提示】

X 线检查是诊断本病的主要方法，其 X 线特征性表现可以为本病确诊提供重要依据。

二、先天性桡尺骨融合

【临床线索】

本病患者前臂失去旋转功能，这是由于桡骨、尺骨近端骨性联合所致。本病男性多见，单侧或双侧发病，可分两种类型。一是桡尺骨近端融合，无桡骨头，骨桥广泛，长约 4～8cm。二是骨桥连接桡骨颈和尺骨，桡骨头仍存在，且在发育过程中渐远离尺骨而造成脱位，骨桥较短，约 2～4cm。由于融合，桡骨主要向远侧生长，桡骨干增粗弯曲，同尺骨分离或相交叉，尺骨常变细。

【检查方法】

正位、侧位片。

【X 线征象】

① 尺骨、桡骨近端融合。

② 桡骨干增粗、弯曲，同尺骨相交叉。

③ 桡骨头脱位。

【报告范例】

报告示范：右侧桡尺骨近端可见骨质融合，长度约 3cm，关节间隙消失，桡骨干增粗、弯曲，同尺骨相交叉，余骨质形态及关节间隙未见明显异常（图 5-10-2）。

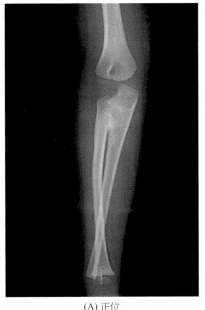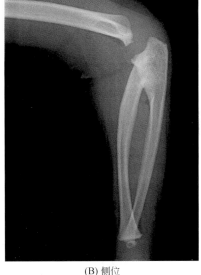

(A) 正位　　　　　　　　　　　　　(B) 侧位

图 5-10-2　先天性桡尺骨融合

【报告技巧与提示】

不要将桡尺骨近端融合看作是骨的重叠，局部骨皮质消失、模糊是骨质融合的表现，如不确定应进一步询问患者前臂旋转功能是否正常。

三、多指（趾）畸形

【临床线索】

本病患者患肢拥有正常手指（脚趾）以外的手指（脚趾），多为 6 个，多者可达 8 个，根据赘生指（趾）包含的组织成分不同可分为三型。一是软组织型，仅为一赘生的软组织，内无骨和软骨；二是多生指型，最常见，与正常指骨一样，含有指骨，并与掌骨构成关节，掌骨关节增大或呈分叉状；三是多指骨型，少见，即在固有的掌骨上发生两指骨或指骨有分叉。

【检查方法】

正位片。

【X 线征象】

除正常的手指（脚趾）外还见到多余的手指（脚趾）。

【报告范例】

报告示范：右手拇指侧另可见一手指影，其内可见指骨，并与第 1 掌骨头构成关节，余掌骨、指骨形态及关节间隙未见明显异常（图 5-10-3）。

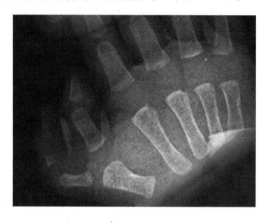

图 5-10-3　多指畸形

【报告技巧与提示】

描述时需要说明多指畸形发生的部位、构成成分及与邻近关节的关系等。

四、先天性髋关节脱位

【临床线索】

本病患者可单侧或双侧发病，出生时即可发现患肢短缩，臀部皱襞加深，髋外展受限。单侧者表现为跛行，双侧者行走左右摇摆如鸭步；髋脱位常影响患肢的发育，股骨变细，坐骨、耻骨及髂骨翼小于健侧；股骨头与髂骨可形成假关节，并有骨质增生肥大；先天性髋关节脱位在治疗过程中可发生骨骺缺血坏死。

【检查方法】

正位片。

【X 线征象】

① 股骨头向外上方移位。

② 股骨头骨化中心发育小、不规整和出现延迟。

③ 髋臼顶发育不良，呈斜坡状，髋臼角加大，可达 50～60 度（正常为 20 度）。

【报告范例】

报告示范：右侧股骨头向外上方移位，股骨头骨化中心发育小，髋臼顶发育不良，呈斜坡状，髋臼角加大，股骨头骨骺在 Perkin 方格外上象限，Shenton 线不连续。对侧股骨头、髋臼形态及关节间隙未见明显异常（图 5-10-4）。

【报告技巧与提示】

① 髋臼角测定：髋关节的发育状况常用髋臼角的倾斜度来测定。通过双侧髋臼软骨

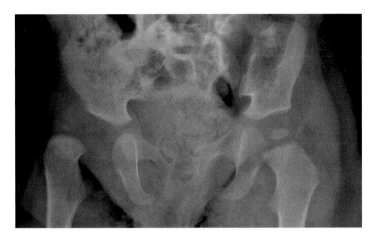

图 5-10-4　先天性髋关节脱位

（亦称 Y 形软骨）中心点连一直线并加以延长，称 Y 线。再从 Y 线软骨中心点向骨性髋臼顶部外侧上缘最突出点连一条线，称 C 线。C 线与 Y 线的夹角即为髋臼角或叫作髋臼指数。正常新生儿为 30°～40°，1 岁为 23°～28°，3 岁为 20°～25°。大于此范围者表示髋臼发育不全，说明此髋臼窝较浅，即使股骨头的骨化中心在髋臼内，以后仍有可能发生脱位。

② 关节四区划分法：由髋臼外上缘向 Y 线作一垂直线，将髋臼分为四个区。正常情况下，股骨头的骨化中心在内下区内。如不在此区内，依程度不同可分为半脱位或脱位。

五、马蹄内翻足

【临床线索】

本病患儿足部表现为足内翻、踝跖屈、足前部内收、胫骨内旋、被动矫正无法背伸。

【检查方法】

正位、侧位片。

【X 线征象】

① 正位片上跟距骨角减小（正常 20°～40°），甚至两者平行，距骨中轴线向外侧偏移、远离舟骨与第 1 跖骨（正常通过第 1 跖骨）。

② 侧位片上跟距骨角减小（正常 35°～50°）。跗骨发育不良，距骨扁而宽，舟骨短而宽，向内上后方移位。

③ 跟骨短而宽，向内翻转，向后上方移位，几乎和胫骨相接触。跖骨互相靠拢重叠，第 5 跖骨由于承重可肥大。

【报告范例】

报告示范：正位片示右跟距骨角减小，距骨中轴线向外侧偏移，远离舟骨与第 1 跖骨。侧位片示跟距骨角减小。跗骨发育不良，距骨扁而宽，跟骨短而宽。跖骨互相靠拢重叠（图 5-10-5）。

【报告技巧与提示】

根据典型 X 线表现与临床表现不难做出诊断。

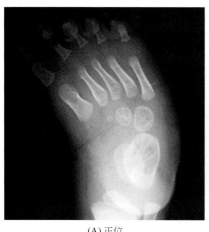 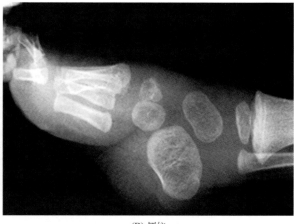

(A) 正位   (B) 侧位

图 5-10-5   马蹄内翻足

六、颈肋

【临床线索】

多无临床症状，少数因压迫臂丛神经、锁骨下血管引起相应的神经血管症状，主要表现为肩、臂及手的疼痛、麻木，甚则肌肉萎缩无力、手部青冷发紫、桡动脉搏动减弱等，称为颈肋综合征。

【检查方法】

正位片。

【X 线征象】

常发生于第 7 颈椎旁，多数为双侧，大多在发育过程中与颈椎横突融合。颈肋较直而无弧形，长短不一，长者可达胸骨柄。可与第 1 肋骨构成关节或骨性联合。

【报告范例】

报告示范：第 7 颈椎右侧见颈肋，较直，与第 1 肋骨构成骨性联合。双肺野内未见明显异常密度影，胸廓对称，纵隔气管居中，双肺纹理清晰，走形自然，双肺门形态正常，心影大小形态及位置未见异常，双侧膈肌、肋膈角光滑、锐利（图 5-10-6）。

【报告技巧与提示】

颈肋（尤其是双侧时）容易漏诊，需细致观察。

七、叉状肋

【临床线索】

本病患者常无症状，一般在行 X 线检查时偶然发现。

【检查方法】

正位片。

【X 线征象】

肋骨前端呈叉状分支，两支可大小不一，多发生于第 2～5 肋。

【报告范例】

报告示范：右侧第 5 肋骨前端呈叉状分支。胸廓对称，纵隔气管居中，双肺纹理清晰，

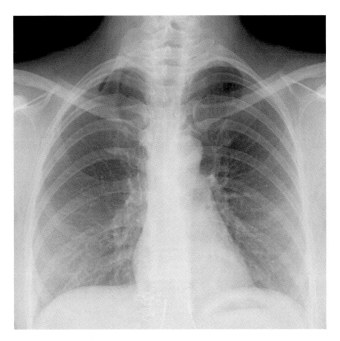

图 5-10-6 颈肋

走形自然，双肺野内未见明显异常密度影，双肺门形态正常，心影大小、形态及位置未见异常，双侧膈肌、肋膈角光滑、锐利（图 5-10-7）。

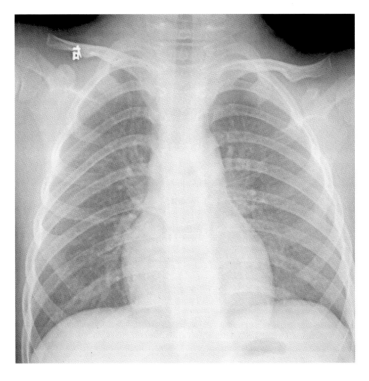

图 5-10-7 叉状肋

【报告技巧与提示】

根据典型 X 线表现不难做出诊断。

八、肋骨联合

【临床线索】

本病患者常无症状，一般在进行 X 线检查时偶然发现，多为两根肋骨联合，少数为更多的肋骨联合，上部肋骨较常受累。常伴发脊柱分节畸形。

【检查方法】

正位片。

【X 线征象】

两根肋骨局部联合。

【报告范例】

报告示范： 左侧第 1～2 肋骨局部骨质联合。胸廓对称，纵隔气管居中，双肺纹理清晰，走形自然，双肺野内未见明显异常密度影，双肺门形态正常，心影大小、形态及位置未见异常，双侧膈肌、肋膈角光滑、锐利（图 5-10-8）。

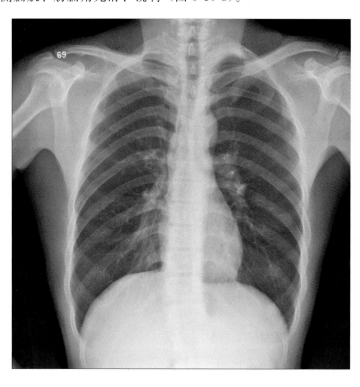

图 5-10-8　肋骨联合

【报告技巧与提示】

有时需与叉状肋区分，叉状肋为一根后肋发出，肋骨联合可见两根后肋。

九、融合椎

【临床线索】

本病常见于腰椎，次为颈椎，胸椎较少。如发生在胸椎，相邻的肋骨也可受累。

【检查方法】

正位、侧位片。

【X 线征象】

① 邻近的两个或多个椎体完全或部分互相融合。

② 椎弓、椎板、小关节甚至棘突也可融合在一起。

【报告范例】

报告示范：颈 2～3 椎体椎间隙消失，骨质融合，相应附件可见融合。颈椎曲度正常，余所见颈椎椎体及附件形态、椎间隙未见明显异常（图 5-10-9）。

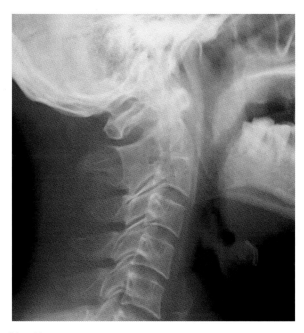

图 5-10-9　融合椎

【报告技巧与提示】

根据典型 X 线表现不难做出诊断，有时需要与病理性融合鉴别。融合的椎体前后径及横径常减小，椎间孔变小变圆，但融合在一起的椎体，其总高度与正常的相仿，此点不同于其他的病理性融合。

十、移行椎

【临床线索】

本病腰骶部最常见。第 5 腰椎移行为骶椎，使腰椎成为 4 个，骶椎 6 个，称为腰椎骶化。移行部位可只在横突，或横突和椎体同时与第 1 骶椎联合，有时增大增宽的腰 5 横突可与骶骨形成假关节。相反，第 1 骶椎可与第 2 骶椎分开，称为骶椎腰化。移行椎亦可发生在胸腰椎或骶尾骨之间。

【检查方法】

正位、侧位片。

【X 线征象】

① 腰椎骶化：4 个腰椎，6 个骶椎，第 5 腰椎移行为骶椎。

② 骶椎腰化：6 个腰椎，4 个骶椎，第 1 骶椎移行为腰椎。

【报告范例】

报告示范：腰椎侧弯，骶 1 椎体腰椎化，可见 6 个腰椎椎体。余腰椎椎体及附件形态、椎间隙未见明显异常（图 5-10-10）。

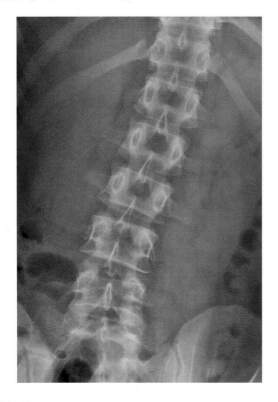

图 5-10-10　移行椎

【报告技巧与提示】

　　双侧髂骨上缘连线约与第 5 腰椎平齐，腰 1～5 椎体横突特点为"一短二平三长四翘五肥大"。

十一、半椎体

【临床线索】

　　可表现为脊柱侧弯、脊柱后凸、脊柱侧弯伴旋转等畸形，并可引起身高生长受限。若多个侧半椎体两侧对称分布，则可互相补偿而不引起侧弯畸形。胸部半椎体常伴对侧肋骨发育畸形，如发育小、肋骨联合等。

【检查方法】

　　正位、侧位片

【X 线征象】

　　① 椎体呈楔形。

　　② 并发肋骨发育畸形。

　　③ 并发脊柱侧弯畸形。

【报告范例】

　　报告示范： 胸椎略呈 S 形弯曲，胸 9～10 椎体间及胸 12～腰 1 椎体间各见一多余半椎体，相应肋骨排列不齐（图 5-10-11）。

【报告技巧与提示】

　　脊柱侧弯与肋骨发育畸形时需要仔细观察是否存在半椎体。

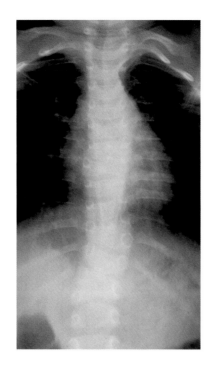

图 5-10-11 半椎体

十二、裂椎

【临床线索】

本病患者可因脊柱畸形来诊，分为矢状裂椎与冠状裂椎。矢状裂椎相对常见，椎体中央部发育很细或缺如，缺如时，两半椎体大小、形态相似，尖端相对，形如蝴蝶，称蝴蝶椎。胸椎、腰椎多见，颈椎少见。累及节段的椎间隙较相邻的正常椎间隙可变窄、变形，椎弓根间距增宽。相邻椎体可代偿性增大。侧位片上，椎体仍为方形，但椎体中部密度增高。冠状裂椎，多见于下胸椎和腰椎。X 线侧位片显示椎体中央有透亮间隙，将椎体分为前后两半。

【检查方法】

正位、侧位片。

【X 线征象】

① 矢状裂椎：正位片椎体呈蝴蝶型。

② 冠状裂椎：椎体中央有透光裂隙。

【报告范例】

报告示范：脊柱侧弯，胸 6～10 椎体形状不规整，可见纵行裂隙，椎间隙变窄，左侧肋骨辐辏（图 5-10-12）。

【报告技巧与提示】

X 线检查怀疑裂椎时，建议进一步行三维 CT 检查明确诊断。

十三、脊柱裂

【临床线索】

隐性脊柱裂一般不引起神经症状，常在 X 线检查时偶尔发现。显性脊柱裂常有明显的

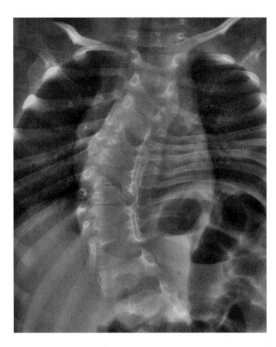

图 5-10-12　裂椎

神经症状。脊柱裂表现为因两侧椎板不联合形成的骨性缺损。腰骶部最常见。可分为隐性脊柱裂和显性脊柱裂。隐性脊柱裂，椎板缺损较小，缺损处有软骨或纤维组织存在，椎管内容物不向外凸出，其棘突可完全缺如；亦可发育小，甚至游离在透亮间隙内，称游离棘突；发育小的棘突可与上方过度发育的棘突融合，呈铡刀状，称铡刀棘突。显性脊柱裂有脊髓、脊膜从椎板缺损处向外膨出。

【检查方法】

正位片。

【X 线征象】

① 隐性脊柱裂：正位片显示椎弓中央有透亮裂隙，椎板部分或完全缺如。

② 显性脊柱裂：除椎弓缺损外，椎弓间距常增宽，局部有软组织肿块影。

【报告范例】

报告示范：骶 1 椎弓中央有透亮裂隙，椎板部分缺如，透亮间隙内可见游离棘突（图 5-10-13）。

【报告技巧与提示】

根据典型 X 线表现不难做出诊断。

十四、椎弓峡部裂

【临床线索】

本病多见于 30～40 岁的成年人，女多于男。在儿童时期一般无症状，中年时期随着体重的增加，第 5 腰椎向前向下滑移的剪式应力，使腰 5 以下关节突遭受磨损，退行性变日趋明显，出现腰骶部疼痛，呈持续性或间歇性，劳累后加重，休息后减轻。出现明显滑脱时，可发生坐骨神经痛。主要体征为患者臀部肥胖、下腰部有一横线，腹部前挺，季肋部与髂骨嵴距离变小，甚至相接触，棘突间有"台阶"样感，局部肌肉痉挛及腰部功能受限。

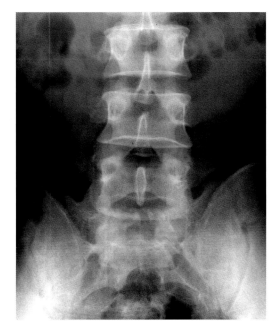

图 5-10-13 隐性脊柱裂

【检查方法】

正位、侧位、斜位片。

【X 线征象】

① 正位片上，第 4 腰椎以上椎弓峡部裂常能清晰显示，裂隙位于椎弓根的内下方，由内上斜向外下。因投影关系，第 5 腰椎峡部裂常难以显示，仅可见椎弓根区密度不均，结构紊乱。侧位片上椎弓峡部裂显示为椎弓根后下方，上下关节突之间，自后上斜向前下透亮影，但不能确定为一侧或双侧发生。

② 斜位片为显示椎弓峡部裂的最佳位置。一般取后斜位 $35°\sim45°$，正常椎弓显示为"猎狗"的形态，其颈部即为椎弓峡部，椎弓峡部裂时"狗颈部"可见一条带状裂隙，宛如戴了一个项圈。若伴滑脱，因横突和上下关节突随椎体前移，形似狗头被砍下，邻近的上下关节突常嵌入缺损间隙内。

【报告范例】

报告示范：侧位片示腰 5 椎弓根后下方，上下关节突之间可见斜行透亮影，腰 5 椎体向前移位；斜位片示腰 5 椎弓见一条带状裂隙，呈"狗带项圈"征（图 5-10-14）。

【报告技巧与提示】

椎弓峡部裂发生于脊椎上下关节突之间的椎弓峡部，是常见的椎弓缺损，是导致真性椎体滑脱的原因。单纯峡部裂可无临床症状，好发于第 5 腰椎（约占 90%），且多为双侧。

十五、特发性脊柱侧弯

【临床线索】

本病患者从外形上可以表现为背部隆起畸形，又称"剃刀背"畸形，有的甚至产生"漏斗胸"或"鸡胸"畸形，同时合并这种背部畸形，可以伴随双侧肩关节不平衡或者骨盆不平衡，以及双下肢不等长，可以引起患者明显局部畸形，身高减少，胸腔和腹腔容量减少，甚

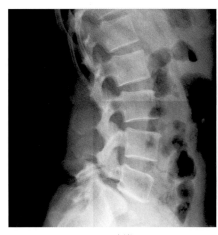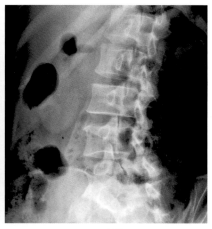

(A) 侧位　　　　　　　　　　　　　　(B) 斜位

图 5-10-14　椎弓峡部裂

至造成神经功能、呼吸功能、消化功能的损害等；同时对于脊柱骨结构本身发育不良的患者，可以伴发脑脊膜膨出、隐性脊柱裂等神经发育异常的表现。此外，先天性脊柱侧弯还可能伴有心血管系统异常，气管-食管瘘，多囊肾等多脏器异常的表现。

【检查方法】

正位、侧位片。

【X 线征象】

① 脊柱侧弯一般呈"S"形，有三个弯曲，中间的一个为原发侧弯，上下两个为代偿侧弯。有时可有四个侧弯，当中的两个为原发侧弯位。原发侧弯部位的椎间隙左右不等宽，凸侧宽，凹侧窄。

② 常伴有脊柱扭转，表现为椎体向凸侧移位，而棘突向凹侧移位。

【报告范例】

报告示范：脊柱侧弯呈"S"形，椎间隙双侧不等宽，双侧肋骨排列不齐（图 5-10-15）。

【报告技巧与提示】

① 特发性脊柱侧弯指非脊椎骨性结构异常所致、原因不明的脊柱侧弯，多见于女性，脊柱胸段多见，其次为胸腰段。6～7 岁发病，最初进展缓慢，椎体二次骨化中心出现后（10 岁以后），侧弯畸形进展迅速，1～2 年内即可产生严重的畸形，至骨骺愈合后，侧弯即停止发展。

② X 线片可排除其他因素引起的侧弯畸形，如半椎体、肿瘤、骨折等，从而确定诊断，并可用以评价侧弯的部位和程度。测量脊柱侧弯角度的推荐方法为 Cobb 法——在原发侧弯上端椎体的上缘及下端椎体的下缘作平行线，在此两线上做垂线，垂线的交角，即侧弯角度。

③ 脊柱侧弯摄片应包括脊柱全长或至少包括胸椎到髂骨翼，中心线通过侧弯的顶点。

十六、耻骨联合分离

【临床线索】

先天性耻骨联合分离常并发膀胱外翻，亦可合并脐疝、肛门闭锁、腹部和骨盆肌肉发育

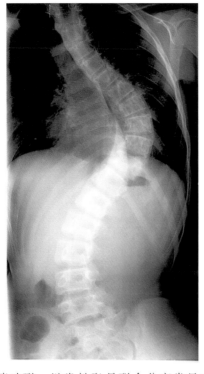

图 5-10-15　特发性脊柱侧弯

不良、尿道上裂等畸形。继发性耻骨联合分离常见于有外伤史的患者或经产妇。

【检查方法】

正位片。

【X 线征象】

① 耻骨联合间距离明显增宽，超过 5mm。

② 双侧耻骨联合上下错位。

③ 慢性者可见耻骨联合关节面毛糙、增生。

【报告范例】

报告示范：耻骨联合明显分离，间隙增宽，髂骨翼及坐骨向两侧张开且移位，盆腔呈"门"形（图 5-10-16）。

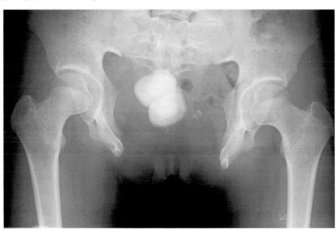

图 5-10-16　耻骨联合分离

【报告技巧与提示】

根据典型 X 线表现不难做出诊断。

■■■ 第十一节 骨关节发育障碍 ■■■

一、致密性骨发育不全

【临床线索】

本病的主要临床特点为患者身材矮小，身长很少超过 1.5m。面孔小，钩鼻，颏缩，有龋齿，颅顶隆起，前囟门及颅缝常不闭合；末节指骨短，指甲发育不良，易折断；骨脆，易发生自发性骨折；锁骨的肩峰端发育不良；眼球突出。其他骨骼变化可见窄胸和脊椎畸形。目前认为该疾病是由于组织蛋白酶 K 基因突变引起的常染色体隐性遗传病。

【检查方法】

正位、侧位片。

【X 线征象】

① 全身骨骼普遍性密度增高和骨发育不全。

② 因下颌骨发育不良及下颌角消失，形成头颅大而颜面狭小。

③ 指趾末端呈杵状粗短。

④ 四肢长管骨易发生骨折。

【报告范例】

报告示范：双膝关节正位片显示双膝各骨骨质密度增高，形态及关节间隙尚可；腰椎正位、侧位片：显示胸椎、腰椎各椎体骨质密度高，侧位片显示部分椎前缘中间可见凹陷；颅骨侧位片：显示颅骨密度增高，颅缝宽，面骨发育不良，下颌角变平；左手正位片显示左手诸骨骨质密度增高，部分末节指骨及爪粗隆消失，手指末端呈杵状（图 5-11-1）。

【报告技巧与提示】

X 线检查只显示骨质密度增高时，需要结合临床信息做出诊断。

二、骨斑点症

【临床线索】

骨斑点症是一种罕见病，可无任何临床症状。一般均为 X 线检查所发现，是由于骨内具有弥漫性斑点状致密骨质而得名。最常见于管状骨的干骺端和骨骺，很少发生在骨干，亦可见于骨盆。椎体、肋骨、颅骨和下颌骨很少发病。

【检查方法】

正位、侧位片。

【X 线征象】

① 病灶呈弥漫性多发的密度增大的圆形、椭圆形、圆圈状、结节状阴影，其形态、走行部分与骨的长轴一致。

② 病灶多累及长骨的两端，密集于干骺端及骨骺，以及骨盆、手、足及不规则骨。越

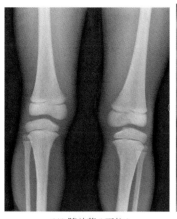
(A) 膝关节（正位）

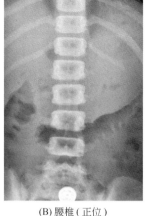
(B) 腰椎（正位）

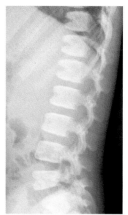
(C) 腰椎（侧位）

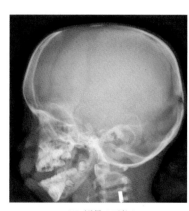
(D) 颅骨（正位）

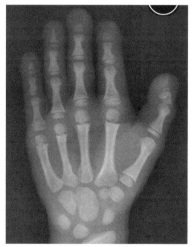
(E) 左手（正位）

图 5-11-1　致密性骨发育不全

靠近关节病灶越密集，且密度越浓。病灶可相互融合成片而遮盖正常骨组织。

③ 密度增高的斑点状病灶的边缘不甚清晰锐利，越靠近中心部位密度越浓，边缘部位密度略淡。

④ 病灶侵及骨的松质骨。骨膜及关节软骨不受侵犯，故关节间隙光整清晰。

【报告范例】

　　报告示范：左足正斜位像可见左足骨质内多发圆形、椭圆形、结节状高密度影，病变主要累及髓腔内，边缘不甚清晰锐利，越靠近中心部位密度略浓，边缘部位密度略淡。部分病灶走行与骨长轴一致。病变呈弥漫性分布，以骨两端分布为主，越靠近关节病灶越密集。邻近骨皮质未见受累。诸足关节间隙形态及密度未见异常（图 5-11-2）。

【报告技巧与提示】

　　本病应与成骨性转移瘤相鉴别。成骨性转移瘤首先应有原发病灶并且转移灶呈单发或散在多发性骨质增浓病灶，无密集对称性。其病灶直径均较大，直径一般在 1.0cm 以上，同时伴有明显的疼痛症状。本症误诊的原因主要是临床及放射科医师对本病缺乏认识，未想到本病的可能。

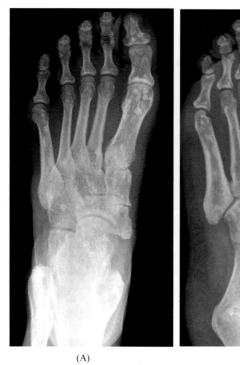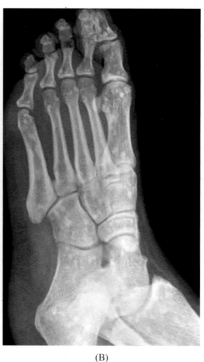

（A）　　　　　　　　　　　　　（B）

图 5-11-2　骨斑点症

三、成骨不全

【临床线索】

本病是一种由于结缔组织紊乱，胶原形成障碍引起的先天性遗传性疾病。临床表现可有骨质脆弱、蓝色巩膜、听力障碍、关节松弛、肌肉薄弱、头面部畸形、牙齿发育不良、侏儒、皮肤瘢痕增加等。因年龄不同分为早发型和晚发型。早发型病情严重，骨折于出生时即存在，或在婴幼儿期发病。晚发型，出生时正常，骨折发生于小儿持重时、青春期或成年人。长管骨和肋骨为好发部位。骨折次数随年龄增长而逐渐减少，预后较好。患者血钙、磷和碱性磷酸酶一般正常，少数病人碱性磷酸酶也可增高，尿羟脯氨酸增高，部分伴氨基酸尿和黏多糖尿。有 2/3 的患者血清游离甲状腺素升高。由于甲状腺素增高，白细胞氧化代谢亢进，可有血小板聚集障碍。

【检查方法】

正位、侧位片。

【X线征象】

基本 X 线征象是多发性骨折、骨皮质菲薄和骨密度减低。

（1）长管骨　可分为粗短型、细长型和囊型三种类型。

① 粗短型：一般发生在胎儿和婴幼儿，病变严重。

② 细长型：一般发病较迟且病变较轻，表现为骨干明显变细，长度不变，致骨骼细而长。

③ 囊型：很少见，骨内可见多发囊样区呈蜂窝状，以下肢明显，长管骨明显弯曲畸形。

（2）颅骨　颅骨改变多见于婴幼儿，头颅呈短头型，两颞侧突出。颅板变薄，颅缝增宽，囟门增大，闭合延迟，常有许多缝间骨存在，以顶枕区最多。

（3）躯干　椎体密度减低，上下缘常双凹变形，亦可普遍性变扁或前部呈楔状。

【报告范例】

　　报告示范：腰椎曲度尚可，腰椎各椎体密度普遍减低，形态变扁，上下缘双凹变形（图 5-11-3）。

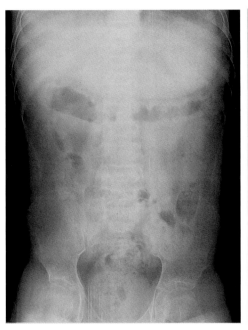
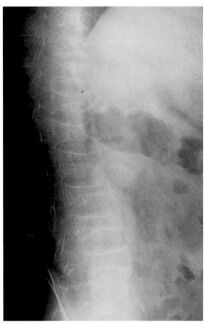

(A) 正位　　　　　　　　　　　　　　　　　　(B) 侧位

图 5-11-3　成骨不全

【报告技巧与提示】

　　根据患者临床特征结合 X 线检查，不难做出诊断。

四、软骨发育不全

【临床线索】

　　软骨发育不全为常染色体显性遗传病，全身软骨内化骨部位均出现异常，骨膜化骨过程正常。

　　本病生后即见异常，呈典型的短肢型侏儒，所有长管骨对称性变短，躯干长度相对正常。四肢短小尤以近段（股骨和肱骨）最为显著，手指粗短呈"三叉戟"样。头颅为短头型、颅大面小、塌鼻、下颌突出。腹膨臀翘。智力和性发育正常。

【检查方法】

　　正位、侧位片。

【X 线征象】

　　① 管状骨：长管骨粗短且弯曲，以肱骨和股骨为著。骨骺二次骨化中心出现延迟，发育小，常提前与干骺愈合。腓骨往往较胫骨为长，腓骨头位置较高，远端过分向下伸长引起足内翻。手足短管状骨粗短，各手指近于等长。腕、跗骨外形多不规则。

　　② 躯干骨：椎体较小，后缘可轻度凹陷。椎弓根间距从第 1 腰椎至第 5 腰椎逐渐变小，

呈倒梯形。椎弓根前后径明显变短，致椎椎管狭窄。骨盆狭小，骶骨短而窄，髂骨底部显著变短，致坐骨大切迹变小深凹，呈鱼口状，髋臼上缘变宽且呈水平状。

【报告技巧与提示】

根据患者临床特征结合 X 线检查，不难做出诊断。

【报告范例】

报告示范：双手正位像可见双手掌骨、指骨短粗，指骨等长，干骺端增宽、向两侧张开，中央凹陷，呈"V"字形，骨骺包绕其内（图 5-11-4）。

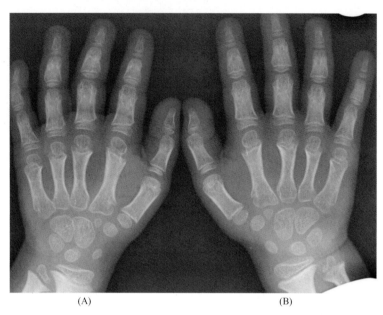

(A)   (B)

图 5-11-4　软骨发育不全

第六章

消化系统疾病的
X线诊断报告书写技巧

■■■ **第一节　消化系统读片基础** ■■■

消化系统影像解剖见图 6-1-1～图 6-1-6。

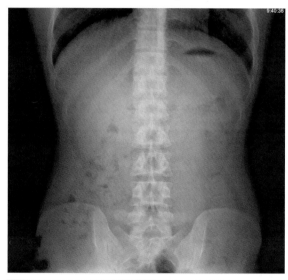

图 6-1-1　腹部正常 X 线片（立位）

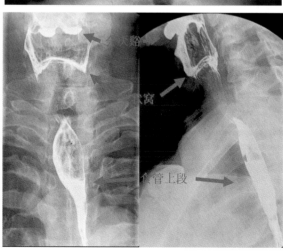

图 6-1-2　喉部及食管上段钡餐造影

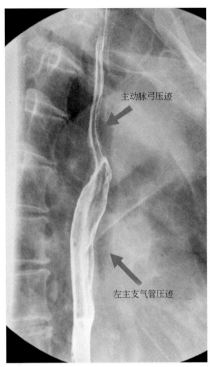
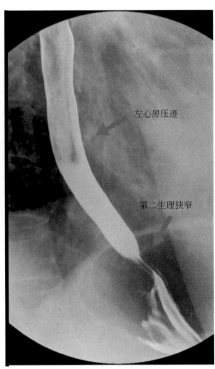

图 6-1-3　食管上段、中段钡餐造影

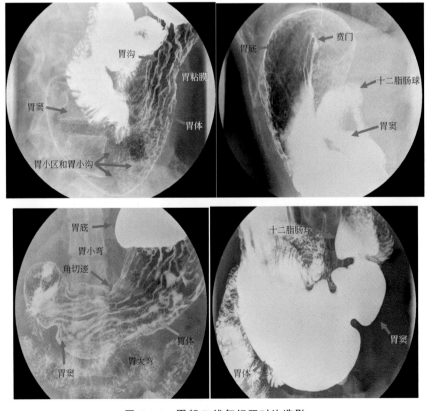

图 6-1-4　胃部 X 线气钡双对比造影

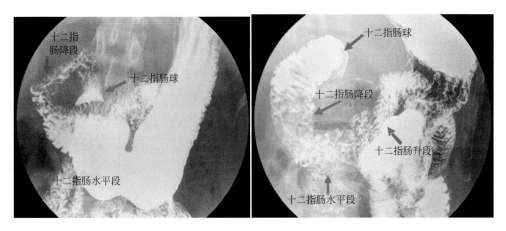

图 6-1-5　十二指肠钡餐造影

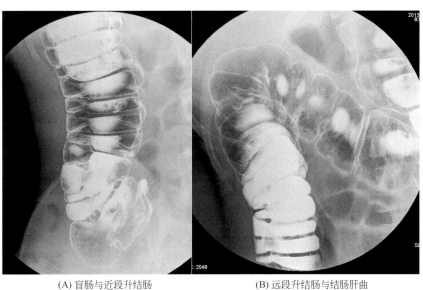

(A) 盲肠与近段升结肠　　　　　(B) 远段升结肠与结肠肝曲

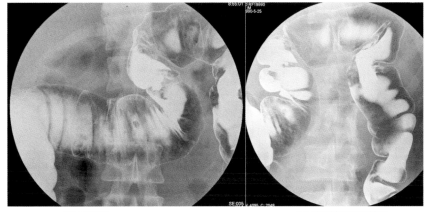

(C) 横结肠　　　　　　　　　(D) 结肠脾曲与降结肠

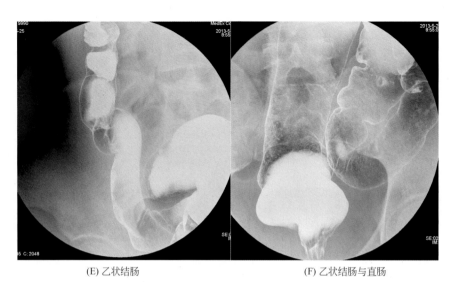

(E) 乙状结肠　　　　　　　　　　　　　　(F) 乙状结肠与直肠

图 6-1-6　结肠各段气钡灌肠

▪▪▪ 第二节　食 管 疾 病 ▪▪▪

一、反流性食管炎

【临床线索】

反流性食管炎为最常见的食道炎症，常继发于食道裂孔疝，与食道裂孔疝互为因果。临床上可有胸骨后烧灼感，心绞痛样疼痛，返酸、嗳气等常见症状。发生溃疡可导致上消化道出血，晚期炎性狭窄可导致吞咽困难。

【检查方法】

食管钡餐造影。

【X线征象】

食管下段轻微痉挛性收缩，可见第三蠕动波。轻度反流性食管炎管壁尚光滑规则，管腔可见轻度狭窄，连续大量服钡，狭窄段可以扩张至正常宽度，钡剂通过后，狭窄段重新出现；动态吞钡造影可见胃贲门处钡剂反流入食管内。中重度反流性食管炎可见食管管壁毛糙、黏膜增粗迁曲，可见星芒状及网线状小龛影及钡斑，管壁不同程度变形及不规则狭窄，重度甚至出现管壁僵硬征象。另外中重度反流性食管炎伴右胃食管裂孔疝改变，多为可复性疝。

【报告范例】

报告示范：食管轮廓欠光滑，下段黏膜增粗迁曲，管壁轻度扩张。动态吞钡可见贲门松弛，少量钡剂由贲门反流至食管（图 6-2-1）。

【报告技巧与提示】

① 动态吞钡造影检查是诊断有无胃食管反流的关键，亦对诊断反流性食管炎症有着重要意义，因而需仔细观察食管下段与贲门有无钡剂反流。

② 中度反流性食管炎可出现较小的龛影及钡斑，病灶较微小，常为多发，管腔蠕动尚

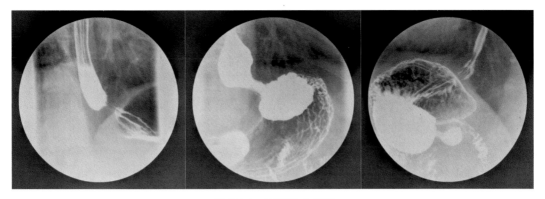

图 6-2-1　反流性食管炎

可，需仔细与早期及进展期食管癌相鉴别；重度反流性食管炎常见食管出现不规则狭窄及管壁僵硬等征象，单纯依靠钡餐造影较难与浸润性食管癌鉴别，需在报告结论中提示结合进一步镜检。

二、腐蚀性食管炎

【临床线索】

腐蚀性食管炎是由吞服腐蚀性液体（强酸、强碱）所致的严重的食管炎性损伤，多有明确的病史。

【检查方法】

食管造影。

【X线征象】

轻型的腐蚀性食管炎可见食管黏膜增粗紊乱；病变晚期部分轻型病变可以恢复正常，或食管下管轻度狭窄，管壁可略僵硬，蠕动传导稍慢。而对于重型病变，早期可形成广泛狭窄，管壁不规则，出现小刺状、线状或斑片状糜烂或溃疡，晚期或陈旧期均有不同程度的管腔狭窄，多为明显狭窄，近端管腔可有扩张表现。严重者正常食管与狭窄交界处呈漏斗状或鼠尾状。食管黏膜损伤多样，可出现黏膜结构消失代之以不规则瘢痕样改变，或黏膜明显增粗迂曲，甚至出现充盈缺损。食管穿孔可见造影剂流入纵隔内，形成食管气管瘘者则气管同时显影，并可以显示瘘道。

【报告范例】

报告示范： 食管管腔明显狭窄，管壁略僵硬，食管蠕动缓慢，钡剂通过时管腔无明显扩张，钡剂通过不畅。黏膜像示各段管壁欠光整，黏膜粗糙紊乱，可见多处不规则条状、小点状积钡及小充盈缺损征象（图 6-2-2）。

【报告技巧与提示】

① 腐蚀性食管炎急性期为消化道造影检查的禁忌证。亚急性期为了解病变程度和范围，可在适当情况下，用碘水剂（如碘油或泛影葡胺等）做食管造影检查。慢性期或陈旧性病变复查如果临床上不考虑有穿孔或瘘管，可用稀钡进行检查。

② 动态造影检查时，须让患者小口吞服造影剂，以防止造影剂通过狭窄段困难造成管管腔内局部张力增高而导致食管壁损伤。

③ 虽然腐蚀性食管炎的表现因病情程度的不同造影表现也存在一定的差异，但结合临床病史多不难做出诊断。

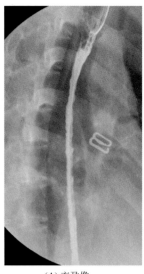
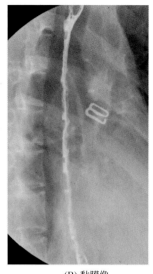

(A) 充盈像 （B) 黏膜像

图 6-2-2　腐蚀性食管炎（硫酸烧伤，病变陈旧期）

三、食管静脉曲张

【临床线索】

食管静脉曲张分为上行性和下行性两型。前者主要是由门静脉高压所致，占绝大多数；下行性食管静脉曲张常由上腔静脉阻塞或纵隔纤维化缩窄引起。

【检查方法】

食管造影。

【X线征象】

① 早期：食管中下段黏膜皱襞增粗，略显迂曲，管壁锯齿状。

② 中期：病变延至食管中上段，黏膜皱襞粗大扭曲，呈蚯蚓状，并可见串珠状充盈缺损，食管稍扩张，管壁轮廓凹凸不平，钡剂排空稍迟缓。

③ 晚期：病变范围明显延长，可累及食管全段，出现明显的充盈缺损。管壁凹凸不平及管腔扩张、张力减低更为明显。可合并胃底静脉曲张。

【报告范例】

报告示范：食管中、下段黏膜皱襞增粗、迂曲，呈串珠状、蚯蚓状充盈缺损，管腔边缘呈锯齿状，管壁尚柔软，食管管腔扩张（图 6-2-3）。

【报告技巧与提示】

① 由于食管静脉曲张多为上行性，因而在临床上常有肝硬化、脾大、脾功亢进及腹水等门静脉高压等病史。

② 有一种所谓静脉曲张样食管癌，易与静脉曲张混淆，前者有恶性肿瘤征象，如黏膜中断破坏、病变段与正常食管分界明显，常出现不同程度的狭窄和梗阻；而食管静脉曲张管壁柔软，罕见狭窄及梗阻征象。单凭一张摄片有时容易误诊，需要在透视下动态观察其管壁情况。另外，食管癌有进行性吞咽困难，而食管静脉曲张多有肝硬化病史。

四、贲门失迟缓

【临床线索】

贲门失弛缓常见于 20～40 岁女性。病因是贲门处 Meissrer 及 Auerbach 神经丛的神经

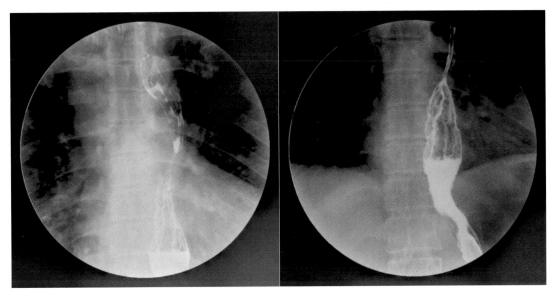

图 6-2-3 食管静脉曲张

节细胞缺如或变性，导致食管下端与贲门丧失正常的弛缓能力，致食管慢性梗阻，梗阻上方食管明显扩大，蠕动消失。临床有梗噎感、心前区疼痛及呕吐。

【检查方法】

食管造影。

【X 线征象】

钡剂停留于梗阻部，有时可见到极少量的钡剂间歇地通过梗阻部，其上方的食管明显扩张、轮廓光滑，食管下端如漏斗状、萝卜根状或鸟嘴状；食管蠕动消失，有时可发现逆蠕动。

【报告范例】

报告示范：食管下段与贲门交界处管腔呈鸟嘴状变窄，病变范围约 5cm，钡剂通过受阻，病变上方管腔明显扩张（图 6-2-4）。

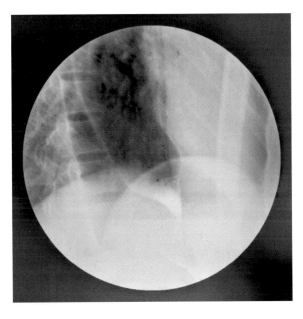

图 6-2-4 贲门失迟缓

【报告技巧与提示】

检查时头低脚高位时可出现食管内容物反流。造影时用平滑肌松弛药后钡剂即可顺利通过，并显示正常的黏膜皱襞，此点可与食管下端的浸润性癌相鉴别。

五、食管癌

【临床线索】

临床常有进行性吞咽困难及胸骨后疼痛，有时疼痛可放射至背部及咽喉部。可合并急性食管出血或吸入性肺炎，导致贫血及呼吸困难。侵犯喉返神经则声音嘶哑。发生食管气管（或支气管）瘘时可出现呛咳及继发性纵隔炎与脓肿。晚期有明显的恶病质及转移。

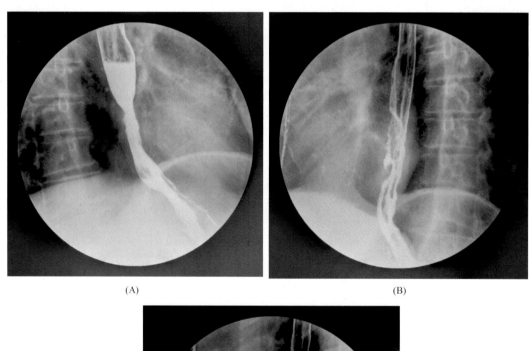

(A)　　　　　　　　　　　　　　(B)

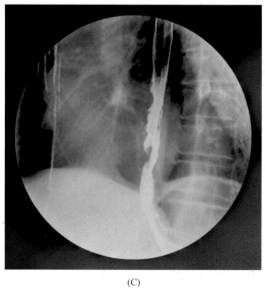

(C)

图 6-2-5　进展期食管癌

【检查方法】

食管造影。

【X 线征象】

① 早期食管癌：范围较局限，病变区黏膜皱襞增粗紊乱、中断及扭曲；微小的凹陷性或隆起性病灶，直径均小于 0.5cm；病变部位食管壁轻度僵硬，扩张度稍受限。

② 进展期食管癌：浸润型食管癌常见征象为局限性环形狭窄，轮廓毛糙，与正常段分界清楚，一般长 3～5cm，钡剂通道缓慢，严重者可形成完全性梗阻，狭窄近端食管扩张。增生型食管癌管腔内充盈缺损似菜花或蕈伞样，一般范围较广，依病变范围而出现不同程度的梗阻，癌肿常偏于食管一侧。溃疡型癌可见肿瘤区轮廓不规则的龛影，一般均较大，纵行的龛影周围为低密度环堤。混合型癌病变发展不一致，患处既有浸润型病变，亦可有增生型及溃疡型病变，范围广泛，食管僵硬，有的可穿孔形成瘘管。

【报告范例】

报告示范：食管下段见一个长约 6.0cm 的充盈缺损，呈偏心性狭窄，表面可见不规则龛影，黏膜破坏中断，病灶近端食管扩张，钡剂通过迟滞（图 6-2-5）。

【报告技巧与提示】

① 早期食管癌病变范围较局限，影像学改变较轻微，加之在食管中钡剂流动速度较快、存留时间短，因而食管吞钡造影检查对于发现早期食管恶性病变作用有限。

② 进展期食管癌需与下列疾病相鉴别。

a. 食管平滑肌瘤：与偏于食管一侧的增生型食管癌相似，主要鉴别点为食管癌管壁僵硬、黏膜破坏，而平滑肌瘤黏膜连续，可有典型的"黏膜桥征"。

b. 晚期消化性食管炎性狭窄：与浸润型食管癌所形成的狭窄相似，其鉴别点为癌性狭窄管壁僵硬明显，黏膜皱襞消失；炎性狭窄管壁略有舒张能力，黏膜皱襞仍存在，鉴别如有困难须行进一步镜检。

▰▰▰ 第三节　胃　疾　病 ▰▰▰

一、急性胃炎

【临床线索】

急性胃炎指因各种内在和/或外在因素引起的急性局限或广泛的胃黏膜炎性病变。其病理改变轻重不一，影像学变化差异较大。

【检查方法】

上消化道双对比造影。

【X 线征象】

病变较轻者造影检查可无阳性表现，或仅可见胃黏膜轻度增粗；病变较重者可见胃黏膜明显增粗、紊乱，胃内潴留液增多等表现。

【报告范例】

报告示范：胃大弯、胃小弯轮廓光整，胃壁柔软，蠕动良好。胃黏膜略增粗，胃内可见潴留液，钡剂涂布不佳（图 6-3-1）。

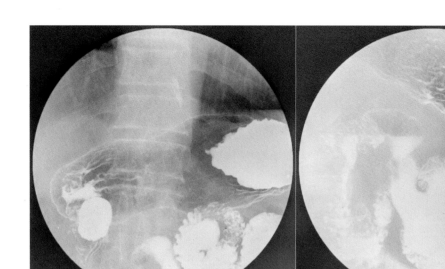

(A)
(B)

图 6-3-1　急性胃炎

【报告技巧与提示】

急性胃炎根据病史、临床症状及体征多可做出诊断，钡餐造影检查往往用来除外其他疾病。其影像学征象包括胃黏膜增粗、紊乱，但无破坏及中断改变；胃内潴留液是急性胃炎较为常见的征象，但仍缺乏特异性。

二、慢性胃炎

【临床线索】

慢性胃炎缺乏特异性症状，症状的轻重与胃黏膜的病变程度并非一致。大多数病人常无症状或有程度不同的消化不良症状如上腹隐痛、食欲减退、餐后饱胀、反酸等。慢性萎缩性胃炎患者可有贫血、消瘦、舌炎、腹泻等，个别病人伴黏膜糜烂者上腹痛较明显，并可有出血，如呕血、黑便。症状常常反复发作，无规律性腹痛，疼痛经常出现于进食过程中或餐后，多数位于上腹部、脐周、部分患者部位不固定，轻者间歇性隐痛或钝痛、严重者为剧烈绞痛。

【检查方法】

上消化道双对比造影。

【X 线征象】

① 轻度慢性胃炎：黏膜皱襞增粗、走行迂曲或扭曲；黏膜表面较粗糙；若钡剂涂布较好，可见到胃小区增大，胃小沟宽窄不均等表现。胃壁尚柔软，蠕动常较缓慢。有时常伴有胃及十二指肠消化性溃疡。

② 胃窦炎：胃窦炎一般为萎缩性胃炎，双对比造影显示为胃小区大小不等，可见胃小区增大，胃小沟增宽模糊；胃黏膜皱襞增宽、粗大，胃窦边缘出现粗细不等的锯齿状影。糜烂性胃炎（疣状胃炎）的炎性假息肉表现为大小不等的圆形充盈缺损区，一般约黄豆大小，直径约 0.5cm，提示隆起性病变，其隆起中央常可形成小糜烂面，造影表现为点状积钡，隆起周围常可见环行积钡，呈较为典型的"靶征"。胃窦部张力增高，可见激惹征、痉挛征等，

严重者幽门前区呈线样狭窄，甚至影响钡剂通过；肌层肥厚时胃窦区可出现环形或向心性狭窄，形态较固定，与正常段逐渐过渡，分界较清楚。

【报告范例 1】

　　报告示范：胃呈钩形，轮廓清楚，胃黏膜增粗，走行扭曲，黏膜面粗糙，胃小区增大，胃小沟粗细不均；十二指肠球底中央可见一黄豆大龛影，周围黏膜纠集（图 6-3-2）。

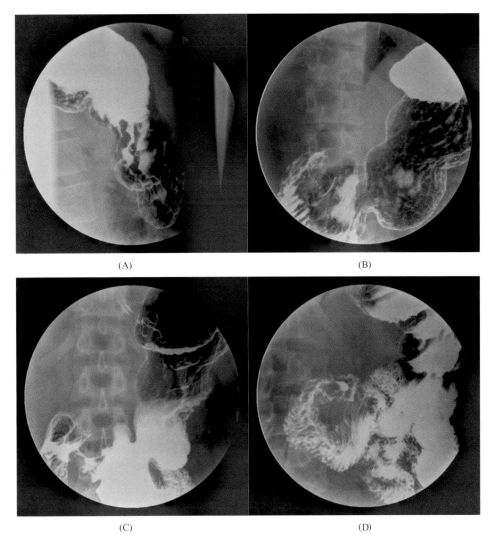

图 6-3-2　慢性胃炎

【报告范例 2】

　　报告示范：胃窦张力增高，窦壁边缘呈锯齿状，胃窦黏膜增粗，并可见随黏膜走行多个隆起性病变，隆起中央可见点状钡斑，呈"靶征"（图 6-3-3）。

【报告技巧与提示】

　　轻度慢性胃炎的造影表现往往缺乏特异性，需结合临床病史及体征。胃窦部的慢性炎症，特别是对于糜烂性炎症，有较为典型的影像学表现，在钡剂涂布良好的情况下不难做出诊断，但因该病变存在一定的恶变可能，因而需要特别注意是否存在早期癌变征象，包括胃壁僵硬，黏膜中断、破坏等。

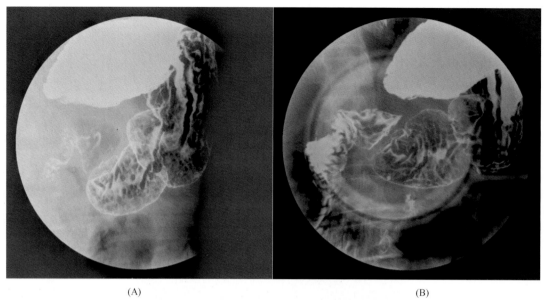

(A)   (B)

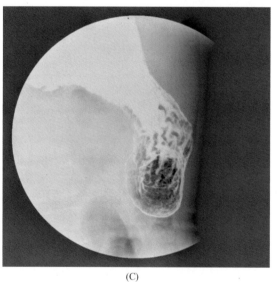

(C)

图 6-3-3　胃窦炎

三、胃溃疡

【临床线索】

　　胃溃疡是胃的常见病变，多数发生于胃小弯，可以单发，也可以多发，根据形态不同有圆形溃疡、线状溃疡等。

【检查方法】

　　上消化道双对比造影。

【X线征象】

　　（1）良性溃疡

　　① 直接征象：显示溃疡本身形态。

a. 切线位显示龛影，突出于胃轮廓外的龛影提示良性，小者呈锥状，大者呈乳头状，边缘光滑整齐，底部较平整。

b. 胃体前后壁的溃疡于正位或轴位加压点片或气钡双对比片上显示为圆形或类圆形的轮廓光滑整齐的钡斑。

c. 切线位或正位片上，龛影口部表现为一圈密度减低的线状影，为周围黏膜水肿所形成，称为黏膜线征或称 Hampton 线，如黏膜线较宽则称为项圈征，龛影口部狭小时称为狭颈征，以上黏膜线征、项圈征和狭颈征均为良性溃疡的直接征象。

d. 溃疡口部的纤维收缩常使周围黏膜向龛影纠集，其排列均匀呈放射状，直达龛影口边缘。

e. 在气钡双对比造影片上还可发现线形或杆形龛影，线形者宽约 0.1cm，长约 1cm；杆形者宽约 0.2～0.3cm，长约 0.5cm，常为溃疡愈合过程中的表现。

② 间接征象：显示功能性改变。

a. 痉挛性改变：胃腔轮廓出现深浅不一的切迹，大弯侧明显，切迹的小弯侧常可触及一固定压痛点，估计为龛影所在，此切迹可视为龛影的指示器。

b. 分泌液增加：有大量空腹滞留液，立位检查胃腔内可见液平面，吞入钡剂后见钡剂下沉而不易与黏膜附着。

c. 其他功能改变：蠕动可增强或减弱，张力可增高或减低，排空时间可加速或减缓，溃疡趋于好转或愈合时能随之减轻。

d. 胃变形：溃疡愈合后，由于瘢痕形成可引起胃变形与狭窄，如胃小弯溃疡的瘢痕收缩使胃小弯缩短呈蜗牛形。胃体部环形狭窄时胃呈葫芦状，称葫芦形胃或沙钟胃。幽门区溃疡瘢痕较多时可使幽门狭窄变形或发生梗阻现象。

e. 多发性胃溃疡：胃同时发生两个以上溃疡者极少见，胃与十二指肠同时发生溃疡称复合性溃疡。

（2）恶性溃疡。

① 龛影变得不规则，四周透明带加宽，宽度不一，呈环堤形，又因形如弯月而称半月征。

② 龛影周围出现小结节状充盈缺损，如指压迹状，称指压迹征。

③ 龛影口部周围的黏膜皱襞呈杵状中断。

④ 虽经适当治疗但效果不佳，复查可见溃疡面增大。

【报告范例 1】

报告示范：胃体小弯侧见一类圆形龛影，边缘光整，周围黏膜水肿，可见黏膜线征（图6-3-4）。

【报告范例 2】

报告示范：胃小弯侧见一较大不规则龛影，切线位充盈相示其位于胃轮廓之内，周围可见环堤；溃疡底凹凸不平，溃疡口可见指压迹征，周围黏膜破坏、中断，邻近胃壁僵硬（图6-3-5）。

【报告技巧与提示】

上消化道双对比造影对于胃溃疡的良恶性鉴别有着重要的意义。根据二者典型的影像学征象一般不难做出鉴别，需要强调的是对于龛影显示及摄片。一般来讲，需要至少一张黏膜相来显示溃疡周围黏膜情况，至少一张龛影切线位的充盈相显示龛影与胃轮廓关系（位于胃轮廓内还是外）、龛口大小、龛底光滑程度等。另外，使用流动法使钡剂流过溃疡所在黏膜面，令钡剂积聚于溃疡处，可较为准确地显示出溃疡的轮廓及大小。

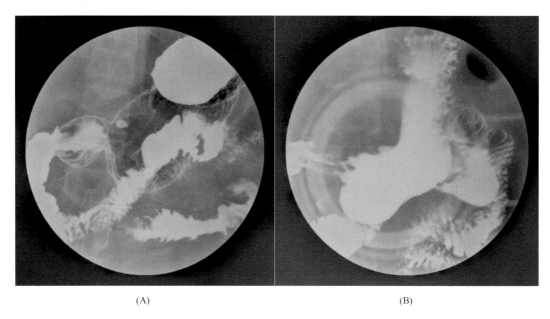

(A)   (B)

图 6-3-4　良性胃溃疡

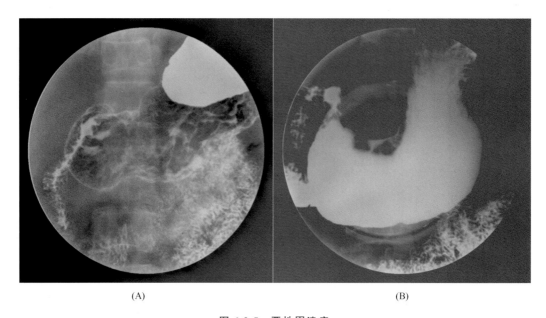

(A)   (B)

图 6-3-5　恶性胃溃疡

四、胃癌

【临床线索】

　　胃癌是消化系统最常见的恶性肿瘤，一般发病年龄在 40～60 岁。临床上早期症状不明显且缺乏特异性，可有上腹部隐痛不适，食欲不振等。进而出现恶心呕吐，常吐出棕褐色食物残渣。晚期出现贫血、上腹肿块、恶病质、粪便潜血持续阳性等。

【检查方法】

上消化道双对比造影。

【X 线征象】

（1）早期胃癌

① Ⅰ 型表现为小圆形充盈缺损，表面毛糙不平。在气体衬托下可见微小的丘状或颗粒状类圆形致密影。

② Ⅱ 型可出现低凹积钡影，形态不规则，界限清楚，切线位片呈小的尖刺状突出影，深度约 5mm 左右。

③ Ⅱ b 型在造影片上很难发现甚至不能发现；Ⅱ a 型与 Ⅱ c 型发现率也不高，在良好的双对比造影片上表现为胃小区消失或黏膜面失去正常均匀结构。少数情况下可见多发肿瘤，不同分型，即使同一病变，也可以有不同分型混合存在。

（2）进展型胃癌

① 增生型胃癌表现为胃腔内充盈缺损，直径 3～4cm，轮廓不规则，高低不平，有时有分叶，黏膜皱襞破坏、中断，可触及包块，有时可见很大的坏死性龛影，边缘不规则。

② 溃疡型胃癌的龛影浅而大，位于胃轮廓之内，形态不规则，位于胃小弯者多呈半月形，外缘平直，龛影周围有宽窄不一的透亮带即所谓环堤，环堤内常可见到结节状或指压迹状充盈缺损，尖角指向胃腔，周围纠集的黏膜纹邻近龛影处截断，可见截断状、杵状、融合状、不规则削尖状改变等。

③ 浸润型胃癌表现为病变区胃壁僵硬、轮廓平坦、蠕动消失、形态固定、皱襞僵直和胃腔狭窄。

④ 混合型胃癌则表现为既有溃疡形成又有胃壁僵硬，或既有不规则的充盈缺损又有不规则龛影，黏膜粗大而僵硬。

⑤ 贲门癌解剖位置特殊，当胃泡充气或双对比造影时，于胃底贲门区可见不规则软组织块影，多呈分叶状或半球形，发生溃疡时龛影不规则，可表现为杂乱粗大的皱襞中残留的一簇不规则钡影，形态固定；贲门癌常侵犯食管下端，致管腔变窄、变硬，黏膜破坏、中断，钡剂通过不畅，入胃时钡剂绕过块影出现分流。

【报告范例】

报告示范：胃窦张力增高，胃壁僵硬，胃窦大弯侧黏膜破坏，并见不规则龛影，周围黏膜中断、破坏（图 6-3-6）。

【报告技巧与提示】

进展期胃癌不同的病理类型造影表现均较为典型，做出诊断并不难；而对于早期胃癌，特别是早期 Ⅱ 型胃癌，钡餐造影检查灵敏度不佳，在检查时要特别注意胃壁是否柔软，蠕动情况是否正常，钡剂涂抹良好时仔细观察胃小区结构是否正常，有无消失，发现异常情况提示结合镜检。

虽然胃癌较少发生于胃大弯侧，但对于胃大弯侧出现的异常改变，如局限性胃壁延展不良甚至僵硬等，应高度怀疑恶性可能，特别是对于胃大弯侧出现的龛影，即使缺乏明确的恶性征象（如环堤或指压迹征等），也需要提示结合镜检除外恶性。

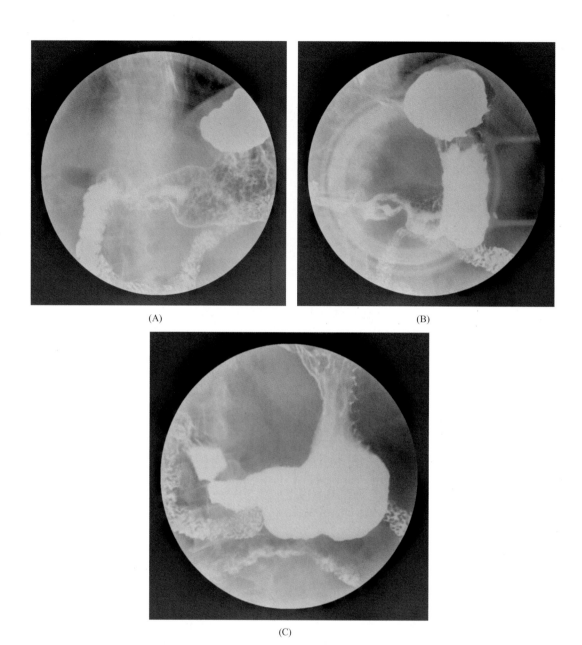

(A)　　　　　　　　　　　　　　　　(B)

(C)

图 6-3-6　进展期胃癌（Ⅲ型）

五、胃间叶源性肿瘤

【临床线索】

胃间叶源性肿瘤是指发生在胃部的非上皮性、非淋巴组织起源的肿瘤，包括平滑肌瘤、平滑肌肉瘤、胃间质瘤、神经源性肿瘤、脂肪瘤及血管瘤等。临床早期无特异性症状，典型者表现为腹痛、腹部包块、胃出血、发热、消瘦等。

【检查方法】

上消化道双对比造影。

【X线征象】

（1）平滑肌瘤与平滑肌肉瘤

① 腔内型表现为胃内球形或半球形充盈缺损，充盈缺损中央可见龛影，单发或多发，多发较为常见，周围黏膜可出现纠集；平滑肌肉瘤龛影大而不规则，龛影周围黏膜皱襞消失，龛影正面观呈脐状，称为"靶征"或"牛眼征"，切线位观呈"3"字征或反"3"字征。

② 腔外型表现为胃轮廓受压内陷，胃壁连续，胃黏膜皱襞聚集靠拢，相应胃轮廓变形、受压移位，在透视下变换体位可见胃壁受压凹陷相对于胃部较固定。

③ 腔内外型表现介于腔内型、腔外型二者之间。

（2）间质瘤 表现为形态规则、边界清楚、倾向于向腔内生长者多提示良性，且瘤体最大径一般小于5cm；而最大径超过5cm、形态不规则且倾向于腔外生长提示恶性可能。胃间质瘤多发生于胃体或胃底，少见于胃窦。

【报告范例】

报告示范：胃底贲门区小弯侧可见一向腔内隆起的病变，边界光滑清楚，周围黏膜未见明确破坏改变（图6-3-7）。

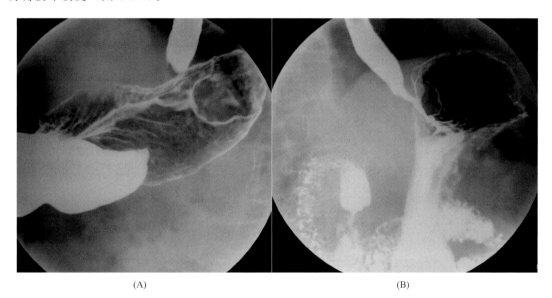

(A)   (B)

图 6-3-7 胃间叶源性肿瘤

【报告技巧与提示】

在上消化道气钡双对比造影检查中发现胃间叶源性肿瘤难度并不大，但须除外胃外组织压迫所造成的压迹。单纯依靠钡餐造影区分肿瘤的良恶性有一定困难，须结合CT、MRI及病理学检查。

六、胃息肉

【临床线索】

息肉病具有遗传倾向。临床上胃息肉一般无自觉症状，有时仅有上腹部不适。息肉发生糜烂或溃疡时可以出现呕血及黑便。

【检查方法】

上消化道双对比造影。

【X线征象】

① 炎性息肉：常多发，数个至数十个，直径多小于1cm，高度低于0.5cm，造影表现为圆形边缘光滑的充盈缺损影、环形影，双对比造影可见息肉表面涂有钡剂，勾勒出其轮廓。可见悬滴征。

② 腺瘤性息肉：直径多大于1cm，比炎性息肉高，基底较宽或带蒂，一般呈圆形或椭圆形边缘光滑的充盈缺损，息肉处黏膜皱襞展平，也有的表面不光滑，呈颗粒状。多见于胃窦部小弯侧，腺瘤性息肉周围黏膜正常，胃壁柔软，蠕动存在。胃窦部息肉如果蒂较长时可以脱入十二指肠，球部出现充盈缺损。

③ 家族性息肉病：除胃内有多发息肉外，小肠和结肠也有多发息肉，造影见成串密集分布的边缘光滑的充盈缺损，双对比造影甚至可呈网格状。

【报告范例】

报告示范： 胃体后壁见腔内隆起性病变，大小约0.8cm，边缘光滑（图6-3-8）。

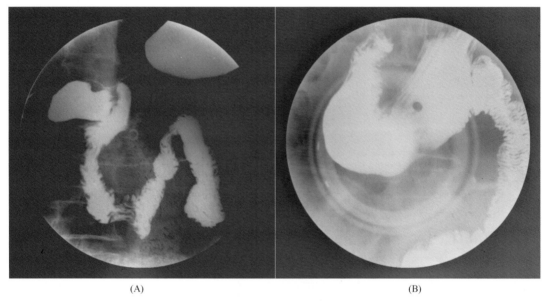

| (A) | (B) |

图6-3-8　胃息肉

【报告技巧与提示】

家族性息肉病为胃肠道的多发息肉，其造影表现可为胃部的弥漫性网格状影，常易被误认为胃黏膜面病变，因而对于临床而言，疑似家族性息肉病的患者最好行全消化道造影检查。

■■■ 第四节　十二指肠疾病 ■■■

一、十二指肠溃疡

【临床线索】

十二指肠溃疡是消化系统常见病，好发于青年人，男性多于女性，绝大部分发生于球部，约占90%，发生于球后部者占第二位，降部少见。溃疡容易造成球部变形。当溃疡变深时，穿透浆膜层可造成十二指肠穿孔。与胃溃疡同时发生者称为复合性溃疡。

【检查方法】

上消化道双对比造影。

【X线征象】

（1）球部溃疡 十二指肠溃疡多数发生在球部。

① 直接征象是龛影，大小一般不超过10mm，一般在前壁或后壁，正位呈米粒状钡斑，周围见黏膜纠集。切线位可见突出于球部轮廓外的龛影，边缘光滑整齐。恒定的球部变形也是球部溃疡的重要征象，由于溃疡的位置不同，溃疡的数量各异，加以溃疡的严重程度及溃疡所处的病期不同，球部变形表现出各种各样的形态，常见的有球部一侧出现痉挛切迹，或者呈现双叶状、三叶状、花瓣状等，其他的变形尚有松塔状或杉树状、管状、哑铃状及幽门管偏移等，由于炎性痉挛或斑痕收缩使球部基底部大弯侧或小弯侧形成囊袋状突出，称为假性憩室。

② 间接征象

a. 激惹征：由于球部有炎症及溃疡存在，球部不易充盈，一旦充盈又迅速排空，此为激惹征。这一征象的出现乃是钡剂对溃疡的刺激导致痉挛引起的。

b. 局部固定压痛。

c. 合并胃炎，胃分泌增多，形成大量的空腹潴留液。

d. 幽门痉挛：幽门较紧，通过缓慢，若形成瘢痕性狭窄，则出现幽门梗阻。

（2）球后溃疡 约占十二指肠溃疡的5%，易引起出血。其直接征象仍是龛影，但此处溃疡的龛影虽然一般较小，但却常比球部溃疡为大。其他的主要征象为限局性偏心性狭窄，有时狭窄与龛影同时存在。十二指肠激惹征象较常见，此时不易显示龛影，需要转动体位使此段肠管显示充盈相或双对比相，有利于龛影的显示。

【报告范例】

报告示范：充盈相可见十二指肠球变形，边缘欠光滑，加压相示球内一龛影，米粒大小，周围黏膜纠集（图6-4-1）。

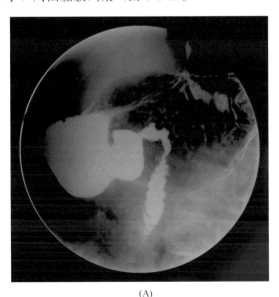
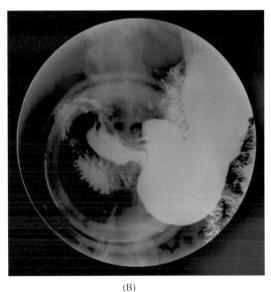

(A)　　　　　　　　　　　(B)

图6-4-1 十二指肠球部溃疡

【报告技巧与提示】

十二指肠溃疡龛影单发或多发，压迫相或双对比相可以显示这一直接征象。早期溃疡病灶较表浅，由于不易存钡，所以不易显示龛影，而且此时球部常常保持正常圆形或类三角形轮廓，单纯观察充盈相极易导致漏诊，需要进行加压来显示，压迫手法要求很高，压迫过重则溃烂凹陷内钡剂被挤出，不能显示钡斑；压迫过轻则龛影周围钡剂不能充分挤出，不能形成对比，同样不易显示钡斑。另外在疑似有溃疡穿孔时一般不行上消化道造影检查，特别需要强调的是穿通性溃疡是钡餐造影检查的禁忌证。

二、十二指肠憩室

【临床线索】

十二指肠憩室多数为后天性，多位于十二指肠降段内侧壁，其发生机制是由于十二指肠降部内侧壁有血管走行，又有胆总管和胰腺管的开口，此处肠壁薄弱，易形成憩室。

【检查方法】

上消化道双对比造影。

【X线征象】

① 十二指肠憩室充盈相呈囊袋状，少数呈乳头状、长刺状或条带状。憩室壁多规则、光滑，憩室内有黏膜皱襞进入，憩室大小不一，以直径 $0.5\sim2.0\,cm$ 多见，较大憩室颈部较细，可见肠黏膜皱襞通过，憩室囊袋内钡剂排空延迟，可以形成气液平面和气液钡平面。憩室绝大多数位于降部内侧壁。

② 乳头旁憩室表现特殊，可有如下的 X 线分型及表现。

Ⅰ型（乳头旁型）：憩室口部位于乳头四周 2cm 直径内者。本型颈部可对称或不对称，黏膜增粗可达 3mm，钡剂可逆流入壶腹或胆总管内。

Ⅱ型（壶腹型）：指憩室、胆总管、胰管共同开口于壶腹部，憩室口部在十二指肠轮廓线外隆起，颈部一侧凹陷，胆总管增宽。

Ⅲ型（乳头异位型）：乳头开口在憩室内而不在肠壁内，憩室颈部有充盈缺损影，胆总管增粗。

Ⅳ型（特殊型）：指巨大憩室占据乳头区，其开口可不在乳头旁。憩室较大，单发或多发。

Ⅴ型（混合型）：含上述任何两型者。X 线表现具有该两型的表现，此型可伴壶腹部钡剂回流。十二指肠框内有的可以出现多发憩室，排列呈花环状，其特点是均位于肠系膜侧。

【报告范例】

报告示范：充盈相可见十二指肠降段一囊袋状突出影，其内可见积钡，黏膜柔软；双对比相可见其黏膜结构与十二指肠相同（图 6-4-2）。

【报告技巧与提示】

十二指肠憩室在钡餐造影检查中比较常见，结合其造影表现一般不难诊断。

三、十二指肠良性肿瘤

【临床线索】

十二指肠良性肿瘤少见，一般无临床症状或症状轻微。好发于十二指肠球部，是引起球部典型充盈缺损最常见的疾病之一。

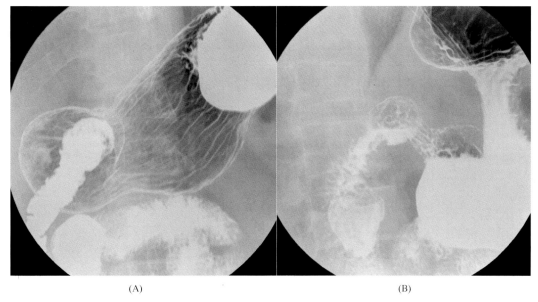

(A)   (B)

图 6-4-2　十二指肠降段憩室

【检查方法】

上消化道双对比造影。

【X 线征象】

圆形或类圆形充盈缺损，边缘光滑清晰，肿瘤区黏膜与周围黏膜分界清，可有龛影，壁柔软，有蒂或无蒂，有蒂者可移动，钡剂绕肿瘤通过而不造成梗阻。

【报告范例 1】

报告示范：加压相见十二指肠球部一类圆形充盈缺损，边缘光滑，钡剂通过顺畅（图6-4-3）。

【报告范例 2】

报告示范：加压相见十二指肠球部及球后两处类圆形充盈缺损，边缘均较光滑，周围黏膜未见破坏，肠道无梗阻征象（图 6-4-4）。

【报告技巧与提示】

在造影检查时，要特别注意加压相的使用，控制好加压力度，一旦发现或考虑十二指肠良性肿瘤，需建议结合镜检及 CT 检查。

四、十二指肠恶性肿瘤

【临床线索】

十二指肠恶性肿瘤的发病部位以降段最多，其次为水平段，球部最少。临床表现无特异性，诊断主要取决于胃肠钡餐、内镜及 CT 检查。

【检查方法】

上消化道双对比造影。

【X 线征象】

较小的十二指肠恶性肿瘤肿瘤或者早期病变钡餐检查可为阴性，中晚期病变因肿块已较大，钡餐检查常能有所发现。

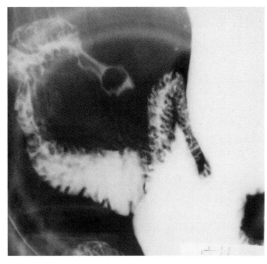
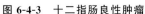

图 6-4-3　十二指肠良性肿瘤

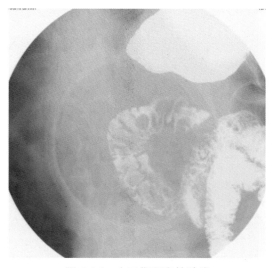

图 6-4-4　十二指肠良性肿瘤

① 肠腔狭窄：肿瘤沿肠壁浸润致黏膜破坏、肠腔狭窄，近端可有不同程度扩张。可以表现为向心性环状狭窄，甚至呈鸟嘴样狭窄。

② 充盈缺损：肿瘤主要向腔内增生性生长，表现为腔内圆形、不规则或息肉样充盈缺损，可有小溃疡。

③ 肠腔内龛影：位于腔内的较大不规则龛影，可有环堤、指压迹及尖角改变，附近黏膜破坏。

④ 肠腔动脉瘤样扩张：肠腔张力低，呈动脉瘤样扩张，是黏膜下神经丛或肌层受侵所致。此征象为淋巴瘤特征性表现。

【报告范例 1】

报告示范：十二指肠降段近下曲部管壁僵硬，蠕动消失，管腔呈向心性狭窄（图 6-4-5）。

【报告范例 2】

报告示范：十二指肠壶腹部见一向腔内隆起影像，呈分叶状（图 6-4-6）。

【报告技巧与提示】

由于十二指肠降段内侧毗邻胰腺头部、胆总管远端和壶腹部，此三部位肿瘤生长较大时可以对十二指肠形成侵犯，可提示结合 CT 或 MRI 检查。

五、肠系膜上动脉压迫综合征

【临床线索】

肠系膜上动脉压迫十二指肠水平段引起症状，首先是由 Rokitansky 在 1861 年描述。75％年龄为 10～39 岁；女性占 60％。该病的临床表现缺乏特异性，表现为慢性过程，多表现为进食后饱胀感，上腹痛，胆汁性呕吐，体重减轻，程度轻重差异较大，并可合并慢性胃炎、胃窦炎和消化性溃疡等。

【检查方法】

上消化道双对比造影。

【X线征象】

低张十二指肠造影有价值，十二指肠第一、二部扩张淤积伴或不伴胃扩张；十二指

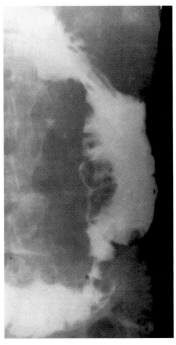

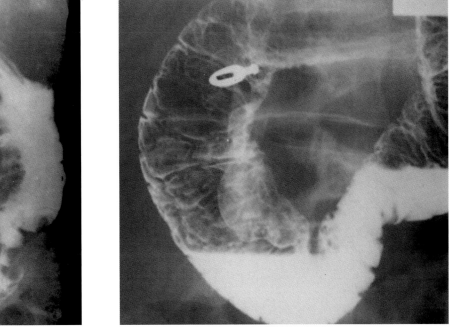

图 6-4-5　十二指肠恶性肿瘤　　　　　　图 6-4-6　十二指肠恶性肿瘤

肠水平部受压可见造影剂突然中断，出现笔压征；可见强烈逆蠕动，造影剂在梗阻处可见来回反流现象；造影剂在胃、十二指肠内潴留，排空延迟；膝胸卧位后可见造影剂通过。

【报告范例】

报告示范：十二指肠水平段可见纵行压迹，呈笔压征，并可见逆蠕动，变换体位及腹部压迫可见钡剂通过（图 6-4-7）。

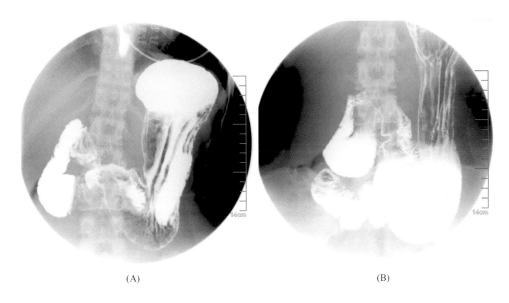

　　　　　　　（A）　　　　　　　　　　　　　　　　（B）

图 6-4-7　肠系膜上动脉压迫综合征

【报告技巧与提示】

① 肠系膜上动脉压迫综合征需要与环形胰腺、胰腺癌等疾病进行鉴别诊断，后者的病史是渐进性的，肠梗阻部位较高，膝胸位不能改善症状；胃肠造影后者没有笔杆样征象，十二指肠可有移位，肠壁受肿瘤浸润不光滑、狭窄。

② 在造影过程中要注意钡剂的浓度、剂量和调整体位以增强诊断的准确性。

■■■ 第五节　小肠和大肠疾病 ■■■

一、小肠和结肠克罗恩病

【临床线索】

克罗恩病好发于青壮年，无明显性别差异。多数病例起病缓慢，临床表现为腹痛、腹泻、腹块、瘘管形成和肠梗阻，可伴有发热、贫血、营养障碍及关节、皮肤、眼、口腔黏膜、肝脏等肠外损伤。可反复发作，迁延不愈。

【检查方法】

下/全消化道双对比造影。

【X线征象】

① 病变早期肠壁增厚，黏膜皱襞增粗、不规则或变平，钡剂涂布不均致肠壁模糊不清。

② 线样征：早期水肿及痉挛所致，形态可变化；晚期因纤维组织增生所致，形态固定。

③ 口疮样溃疡：肠壁边缘的尖刺状影，双对比像呈周围环以晕带的钡点，直径 1～2mm，称为靶征，是克罗恩病的较早期改变。

④ 纵行及横行溃疡：纵行溃疡多在肠管的系膜侧与肠纵轴平行，是克罗恩病的特征性表现；横行溃疡与小肠纵轴垂直，有的形成裂沟。

⑤ 鹅卵石征：纵横溃疡交错、黏膜及黏膜下层水肿所致，表现为不规则的网状。

⑥ 腹腔脓肿时表现为环绕肠袢的肿块影，并可有钡剂进入；瘘管形成时，可见造影剂的异常通道或到达皮肤损害处。

⑦ 病变呈节段性，病损间的正常部分常因远端肠管狭窄而扩张。病变的节段性和跳跃性为本病的又一特征性表现。

⑧ 病变为非对称性，肠系膜侧较重，由于痉挛及瘢痕收缩，使病损轻的对侧壁扩张呈憩室样。

⑨ 肠壁水肿、纤维组织增生及肠系膜的病变导致肠间距加大，位置较固定。广泛的肠粘连与肠壁纤维导致结肠腔分段性狭窄，可引起不全肠梗阻。

【报告范例】

报告示范：十二指肠降段、水平段黏膜皱襞增粗，形态不规则；所示空肠见节段性改变，黏膜增粗，肠壁边缘欠光滑，并见规则充盈缺损（图 6-5-1）。

【报告技巧与提示】

在造影检查中，克罗恩病的黏膜及肠壁的病变形态较为多样。病变呈节段性分布这一特征很重要，在两处病变之间如果发现正常未受累的肠道结构，那么一定要高度怀疑克罗恩病。

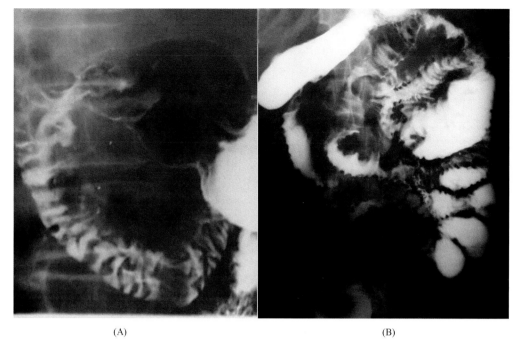

(A)　　　　　　　　　　　　　　　　　(B)

图 6-5-1　十二指肠、空肠克罗恩病

二、小肠良性肿瘤

【临床线索】

　　小肠肿瘤的发生率较低，以腺瘤最常见，平滑肌瘤次之。小肠良性肿瘤多位于回肠，好发年龄 30～60 岁，无明显性别差异。临床表现与肿瘤所在部位、大小有关，仅约半数可有临床症状，常见表现有便血、黑便、慢性肠梗阻及腹部肿块等，但缺乏特异性。

【检查方法】

　　全消化道双对比造影。

【Ｘ线征象】

　　① 小肠腺瘤：小肠腺瘤即真性息肉，造影表现为肠腔内圆形或椭圆形充盈缺损，表面光滑，境界清晰，少数呈轻度分叶状，带蒂者可轻度活动。绒毛状腺瘤一般较大，表面呈不规则的网格状或小结节状表现。

　　② 小肠平滑肌瘤：腔内型表现为偏心性、圆形或椭圆形充盈缺损，境界清楚，表面黏膜平滑或有溃疡形成的龛影，腔内带蒂者充盈缺损具有一定活动度；腔外型表现为局部肠腔稍窄，呈弧形压迹，该处黏膜皱襞展平，相邻肠袢受压移位，显示无肠管区；腔外带蒂者，推压肿瘤时部分肠袢随之移动可提示其与肿块的关系；哑铃型则同时具有上述两型的特点。

【报告范例】

　　报告示范：远端回肠（约第 5 组小肠）肠腔可见一弧形压迹，压迹边缘光滑，周围黏膜光滑连续，未见破坏及中断征象（图 6-5-2）。

【报告技巧与提示】

　　由于小肠多盘曲成团，因此在造影检查中要注意压迫相的应用，有助于提高诊断的准确性，避免漏诊。

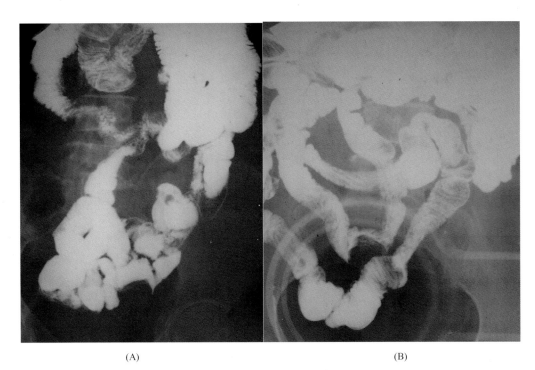

(A)   (B)

图 6-5-2　小肠平滑肌瘤

三、小肠恶性肿瘤

【临床线索】

　　小肠恶性肿瘤少见，以淋巴瘤及腺癌多见，平滑肌肉瘤（大部分为恶性间质瘤）次之，其余间叶组织起源的肉瘤均罕见。小肠腺癌好发于十二指肠及空肠近端，其次为回肠远段。小肠癌多见于 40 岁以上患者，常见症状为腹痛、出血、梗阻和腹部肿块。

【检查方法】

　　全消化道双对比造影。

【X 线征象】

　　① 小肠腺癌造影多表现为范围较小、形态不规则、边界清楚的限局性管腔狭窄、肠壁僵硬，黏膜皱襞不规则破坏，可有不规则充盈缺损和龛影形成，钡剂通过受阻，近端管腔不同程度扩张。

　　② 淋巴瘤可有下列征象。

　　a. 多发大小不等结节状充盈缺损，部分伴有溃疡。

　　b. 肠壁增厚、僵硬，管腔不规则狭窄或狭窄与扩张相间存在，病变范围较长。

　　c. 单发病变亦可表现为单发息肉样充盈缺损影。

　　d. 病变段肠壁张力减低，管腔动脉瘤样扩张而充盈缺损不明显，是黏膜下神经丛或肌层受侵表现。

　　e. 病变主要向肠腔外侵犯时表现为小肠外压移位及肠壁浸润征象，受累肠管常粘连而固定，有时伴较大溃疡。

　　③ 小肠平滑肌肉瘤或恶性间质瘤可有以下征象。

　　a. 瘤体多数较大，直径 5～12cm。

b. 肿块无固定形状，可呈分叶状或不规则形。

c. 肿块表面常见溃疡，与肠腔沟通的巨大坏死囊腔内充盈造影剂为其特征性表现。

d. 多趋向于腔外生长，位于肠祥间，巨大者可推移肠管及邻近器官。

e. 小肠类癌小肠造影因肿瘤较小且位于黏膜下而较易漏诊，较小者表现为边界清楚、光滑的息肉样充盈缺损；较大时向腔内和腔外同时生长，腔外部分常较大，可见邻近肠祥的压迫移位，腔内部分表现为较大的充盈缺损，欠规则，常导致肠腔狭窄，主要向腔外生长者常致肌层反应性增生、肥厚，使黏膜皱襞粗大，肠腔变窄，邻近肠祥被挤压分离。

【报告范例 1】

　　报告示范： 小肠肠管局部向心性狭窄（图 6-5-3）。

【报告范例 2】

　　报告示范： 小肠肠管局部充盈缺损，腔外见巨大溃疡（图 6-5-4）。

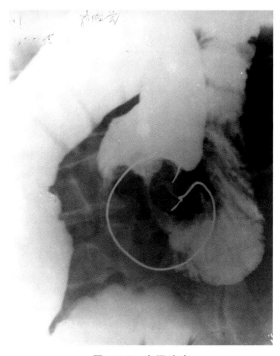
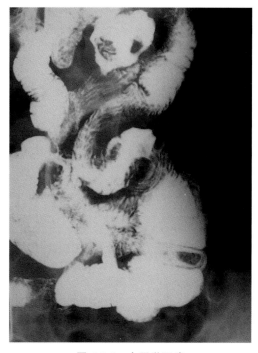

图 6-5-3　小肠腺癌　　　　　　　　　图 6-5-4　小肠淋巴瘤

【报告技巧与提示】

　　小肠恶性肿瘤罕见。造影表现多以肠腔狭窄、肠壁僵硬、黏膜破坏、溃疡龛影及充盈缺损等为特征，一般与良性肿瘤不难鉴别，但在造影检查中往往很难区分是哪种恶性肿瘤。

四、溃疡性结肠炎

【临床线索】

　　发病年龄在 20～40 岁占多数。多数病例起病缓慢，病程可为持续性，或活动期与缓解期交替的慢性病程。起病急骤者发展迅速，中毒症状严重，预后较差。临床表现为大便异常，常为血性黏液便或水样便，活动期以血便、脓血黏液便或无粪便血水为主要症状；腹痛，左腹部痉挛性疼痛，便后缓解，病情严重侵犯浆膜层引起持续性腹痛，另可伴有多种全身症状及远处器官症状。病变多累及左半结肠，也可遍及全部结肠。

【检查方法】

下/全消化道双对比造影。

【X线征象】

① 急性期：炎症引起动力异常，表现为痉挛和激惹现象，严重时一段肠管呈"绳样征"；急性期黏膜分泌大量黏液、渗出物和血液，钡剂絮凝；多发性溃疡在充盈相表现为结肠边缘锯齿状，排空相黏膜上多发小刺，双对比相见小钡斑；急性爆发时大量分泌物及弥漫性溃疡致结肠外形模糊不清，有时出现领扣状或 T 字形溃疡。溃疡继续进展，炎性水肿黏膜残余形成假性息肉状表现；黏膜水肿明显时则呈粗大的颗粒状，形成对称的、一致的隆起状缺损，在肠外缘呈花边状或指印状外缘。

② 亚急性期：溃疡继续发展，炎性反应和增生开始出现黏膜的颗粒状、结节状及息肉状改变更为明显；当溃疡较深且广泛时，肠外形不规则，有时类似肿瘤的表现，有时炎性息肉密集一处类似绒毛型肿瘤；结肠袋形轻时可正常，严重时变形、粗大、不规则甚至僵直；肠管僵直、肠腔狭窄随炎症进展而逐渐加重。

③ 慢性期：结肠变短，结肠袋消失，肠腔变细如僵直的管型。如病变累及全部结肠，可见肝曲、脾曲曲度减小，下降平直。直肠壁增厚，骶骨前间隙增大。大约20%回肠末段张力低下，回盲瓣开放，或黏膜上见颗粒状影，少见溃疡，这种改变即为回流性结肠炎的表现。

【报告范例1】

报告示范：双对比相示乙状结肠多发小钡斑，周围可见水肿透亮影，管腔变窄（图6-5-5）。

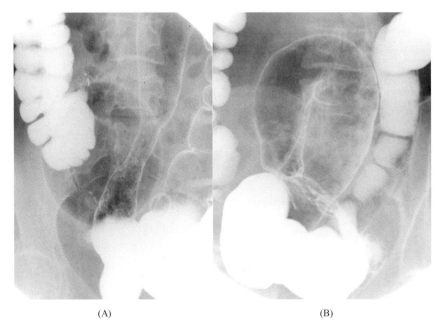

(A)　　　　　　　　　　　　　　(B)

图 6-5-5　溃疡性结肠炎（急性期）

【报告范例2】

报告示范：双对比相见乙状结肠肠袋结构消失，肠腔变细如僵直的管型；黏膜相显示结肠黏膜皱襞粗大、结构紊乱（图6-5-6）。

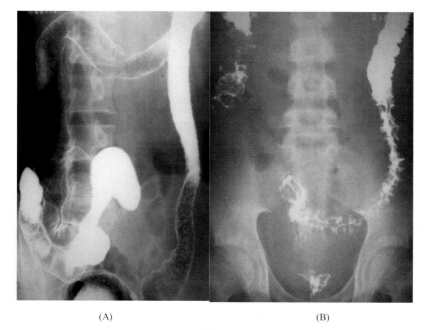

(A)   (B)

图 6-5-6　溃疡性结肠炎（慢性期）

【报告技巧与提示】

溃疡性结肠炎并发症主要有结肠中毒性扩张、良性狭窄与结肠癌。其中以结肠中毒性扩张最常见，病变也较为严重，影像学检查主要依靠腹部平片，钡剂灌肠检查有引起穿孔的危险。在腹部平片上见结肠扩张，外缘不规整，因各层均有炎症和多个假息肉形成所致，常有坏死，但无梗阻。应注意观察有无气腹，同时观察充气充液的结肠袢内的液面，常数目较少而液面较长。另有些病例表现为暴发型急性溃疡性结肠炎，结肠扩张不严重，但全结肠有连续性充气现象，为结肠中毒性扩张的另一种表现。

五、肠结核

【临床线索】

肠结核是结核杆菌引起的肠道慢性特异性感染，多继发于肺结核，常与腹膜结核和肠系膜淋巴结结核并存。好发于青壮年，40 岁以下者占 90%，女性多于男性。

临床上常为慢性起病，病程较长，除结核全身表现外，主要临床表现为腹痛，多为右下腹隐痛或钝痛，进餐可诱发，排便后可暂时缓解；排便习惯异常，为糊状或水样便腹泻，或腹泻与便秘交替；腹部肿块，右下腹境界不清，较固定，多为增殖型肠结核，或溃疡型伴局限性腹膜炎或肠系膜淋巴结结核者；肠外结核伴肠梗阻或肠瘘等。肠结核好发于回盲部，其次为空肠、回肠及十二指肠二、三段。病理常将肠结核分为溃疡型和增殖型，实际上常很难区分。

【检查方法】

下/全消化道双对比造影。

【X 线征象】

肠结核病变好发于回盲部，肠结核的 X 线表现随病理类型不同而异。

① 溃疡型肠结核：肠壁集合淋巴结和淋巴滤泡受侵，形成干酪样病灶，随后溃破而形成溃疡。溃疡型肠结核因炎症及溃疡刺激，病变肠袢激惹现象明显，钡剂到达病变区时不能

正常停留，而迅即被推向远侧肠管，常见到末段回肠，或只有少量钡剂充盈呈细线状，或完全没有钡剂充盈，而其上下肠管充盈如常，这种征象称为跳跃征，是溃疡型肠结核的典型表现，如行钡灌肠检查，管腔尚能扩张，但黏膜皱襞紊乱，溃疡使肠壁呈锯齿状。病变后期因大量纤维组织增生使管壁增厚，管腔不规则狭窄、变形，形态较固定，其近段肠管淤积、扩张。

② 增殖型肠结核常位于回肠末段、盲肠和/或升结肠，干酪样病变很少，而以大量肉芽组织增生为其特点。受累肠段狭窄、缩短和僵直，黏膜皱襞紊乱、消失，常见多个小息肉样充盈缺损，激惹征多不明显。回盲瓣常受侵犯，表现为增生肥厚，使盲肠内侧壁凹陷变形，继而引起小肠排空延迟。结肠病变常累及结肠系膜与肠系膜，故盲肠位置上移，回肠末段也随之上移。

【报告范例】

报告示范：回盲部肠管多发充盈缺损，末段回肠黏膜结构紊乱，盲肠肠腔狭窄、短缩并上移，考虑末段回肠、盲肠增殖型肠结核（图 6-5-7）。

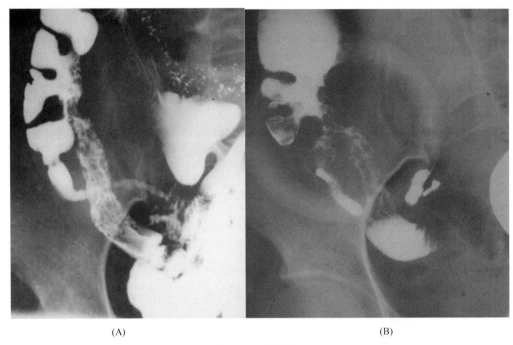

(A)　　　　　　　　　　　　　　　(B)

图 6-5-7　肠结核

【报告技巧与提示】

消化道造影检查对于肠结核的诊断具有决定性意义。不具有肠梗阻者，多以钡餐造影检查为主，辅以钡剂灌肠造影检查。发生于回盲部的结核有时需要和克罗恩病鉴别。

六、大肠癌

【临床线索】

大肠癌是常见的消化道恶性肿瘤之一，好发年龄多在 50 岁以上，好发部位直肠约占 50% 以上，乙状结肠占 25%，以下依次为升结肠（5%～9%）、盲肠（3%～5%）、横结肠、降结肠和阑尾。最常见的症状为排便习惯及粪便性状的改变，一般右侧结肠癌以全身症状、贫血和腹部肿块为主要表现；左侧结肠癌以肠梗阻、便秘、腹泻、便血等症状为主；直肠癌主要引起便频、便不尽感等直肠刺激症状及便血、慢性肠梗阻等。晚期癌肿侵犯周围组织器官引起相应症状。

【检查方法】

下消化道双对比造影。

【X线征象】

① 早期小结肠癌：早期小病灶是指直径小于 2cm，深度限于黏膜和黏膜下层以内。此期病灶多表现为一小圆形或椭圆形较光滑突入肠腔的充盈缺损，有时其基底部肠壁可见浅切迹，由于早期不侵犯肌层，其环壁肌层正常，肠壁不出现深而不规则的切迹，对侧肠壁也不凹陷。有时可见带蒂腺瘤样息肉发生早期癌变，此时息肉顶端不规则，息肉蒂部正常；当其蒂也发生癌变时已不属早期癌。当肠腔内充盈缺损外形出现不规则边缘，伴有深的基底部切迹，或对侧肠壁凹陷，或肠壁僵硬、收缩变形、管腔狭窄时，已进入进展期。

② 进展期结肠癌。

a. 息肉型（蕈伞型）：表现为腔内不规则充盈缺损，体积较大，表面有裂隙及浅的糜烂或溃疡。息肉状肿块可侵犯结肠壁致使肠壁外形发生改变。

b. 溃疡型（局限或浸润溃疡型）：肠腔内充盈缺损表面出现狭窄的星芒状或锯齿状不规则龛影，系癌瘤中心坏死所致。

c. 浸润型（硬化或狭窄型）：结肠肠腔局限性狭窄，外形不规则，肠壁僵硬，黏膜呈不规则结节状，系结肠癌弥漫浸润所致，类似浸润型胃癌的表现。若癌瘤侵犯整个结肠壁一周，表现为不规则的环形狭窄，称果核征，此时常伴有不同程度梗阻征象。由于癌瘤组织广泛浸润，一般不出现溃疡。上述改变较恒定，用压迫法或低张药物无变化。

【报告范例】

报告示范：钡剂灌肠示乙状结肠与降结肠交界处管壁僵硬，结肠袋消失，肠腔狭窄，黏膜皱襞紊乱、破坏，可见不规则充盈缺损（图 6-5-8）。

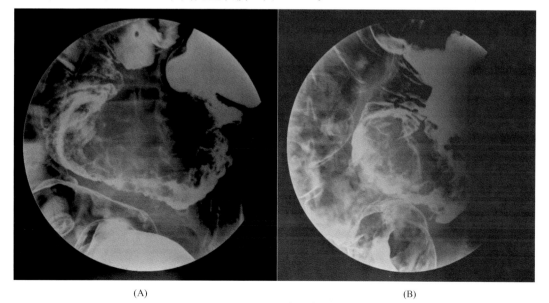

(A)   (B)

图 6-5-8 结肠癌

【报告技巧与提示】

根据 X 线造影的特征性表现，诊断进展期大肠癌并且做出分期并不难。而对于有些早期结肠癌的诊断尚存在一些难度。在造影检查中，要多注意变换体位观察及压迫法的应用。

由于结肠镜的广泛应用，在实际工作中，钡剂灌肠造影检查在大肠癌的诊断中有逐渐减少的趋势，但在观察肠管受累范围、病变形态及肿瘤的分期等方面，X 线造影检查仍具有重要地位。

■■■ 第六节 急 腹 症 ■■■

一、胃肠道穿孔

【临床线索】

胃肠道破裂或穿孔出现急腹症症状。胃穿孔主要原因是胃溃疡，也可见于创伤、肿瘤、炎症等，此外，吸氧、洗胃、绞窄性膈疝、心肺复苏等医源性原因均可以导致胃破裂。穿孔很小者症状不典型。胃后壁穿孔并不导致弥漫性腹膜炎，甚至并不出现游离气腹，此时需要与急性胰腺炎、急性胆囊炎等鉴别。十二指肠破裂或穿孔最常见的原因是溃疡病，十二指肠始末两端大部被腹膜包裹，此两处损伤常因破入腹腔表现为明显的腹膜炎。其余大部分十二指肠为腹膜后位，临床症状较轻，腹膜炎体征出现较晚，早期诊断困难。小肠破裂是腹部外伤时常见的腹内脏器伤，正常小肠内气体较少，肠液酸性成分少，导致腹膜炎症状轻，破裂孔较小时由于肠壁收缩、肠黏膜外翻、肠内容物堵塞，肠周围大网膜包裹及渗出的纤维蛋白附着等原因可使破裂孔闭塞，导致气液腹及急腹症等临床影像表现不清。

【检查方法】

腹部平片。

【X 线征象】

① 胃破裂：胃主要为游离气腹和腹膜炎征象。立位透视或立位腹部平片可见横膈下线状、新月状气体负影。腹膜炎征象主要有麻痹性肠梗阻；腹腔积气积液形成气液平面，双侧胁腹部脂肪线模糊消失。

② 小肠破裂：十二指肠破裂在平片上主要表现为气腹征。肝脏边缘显影征是十二指肠穿孔时仰卧位腹部平片的典型征象，此时少量气体溢出多聚集在肝肾隐窝处，仰卧位时气体上升至前腹壁下，呈新月状透亮影，衬托出肝脏的边缘。十二指肠球部后壁破裂，可能破入小网膜囊及右侧肝下间隙内，导致其内积气积液，仰卧位片上仔细观察可以发现右上腹部肝胃之间或右肾上方椭圆形或三角形的透亮影。有时也可以口服碘造影剂来观察破裂口的位置及破裂口的大小。小肠破裂仅有少数患者出现气腹征，小肠穿孔也可以出现液气平面，分为腹膜腔内、肠腔内两种，腹膜腔内网膜炎性粘连形成多房空腔和积气积液，形成腹膜腔内气液平面；肠腔内液气平面则是吸收受阻的液体在肠腔内潴留。

③ 结肠破裂：结肠外伤多见于横结肠及乙状结肠，可产生破裂及血肿。后者可以引起压迫性缺血造成症状，可见结肠扩张，多由于压迫性阻塞所造成。

【报告范例 1】

报告示范： 右膈下见新月状透光气体影，边缘清晰锐利（图 6-6-1）。

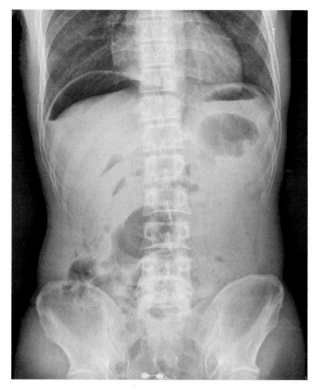

图 6-6-1　胃肠道穿孔

【报告范例 2】

　　报告示范：腹部肠管积气扩张，腹脂线模糊，右膈下见新月形气体影（图 6-6-2）。

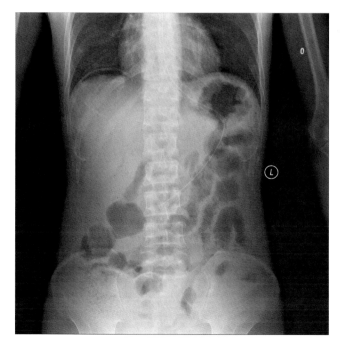

图 6-6-2　胃肠道穿孔合并腹膜炎

【报告技巧与提示】

　　胃肠道破裂导致的膈下游离气体应与肺下缘、膈下脂肪、间位结肠等鉴别。应该注意的是，腹部手术后、输卵管造影通水术后及腹腔诊断性穿刺后可在腹腔内留有少量游离气体。膈下脓肿也应与膈下游离气体鉴别。小肠破裂形成的腹腔气液平面需要与小肠梗阻的气液平面需要鉴别。认真仔细询问病史，找到对诊断有帮助的线索。肠腔胀气，液平顶部有扩张的肠管壁。卧位片胀气肠管能形成连贯的透亮影，液平面可上下升降。腹部立位、卧位液平面数量、大小、形态可发生快速变化。液平面如同时伴有膈下游离气体、腹腔内积液则确诊无疑。

二、肠梗阻

【临床线索】

肠梗阻是指由各种原因引起的肠道内容物通过障碍，主要症状是腹痛、腹胀、恶心、肛门停止排气排便。根据病因可分为机械性和非机械性肠梗阻，依肠道血供情况可分为单纯性和绞窄性肠梗阻。肠梗阻病情危急，死亡率高，X线平片检查准确度高，并具有快速、经济等特点，临床上作为肠梗阻检查的首选。

【检查方法】

腹部平片。

【X线征象】

① 机械性肠梗阻：立位片可见中、下腹部可见膨胀而弯曲的小肠袢，并有连续气液平面形成，呈阶梯状或反 "U" 字样，液平面可多少不等。

② 绞窄性小肠梗阻：

a. 嵌顿的肠曲呈 C 字形或咖啡豆状，部位固定。

b. 由于嵌顿的肠袢内充满液体呈现软组织团块阴影，形成假肿瘤征象。

c. 阻塞的近侧肠管扩张，有液平面形成。

d. 腹腔内可有液体出现。

e. 结肠内一般无气体，但当绞窄的时间过长可有气体出现，这会给诊断带来一定困难。

③ 麻痹性肠梗阻：其特点是卧位腹部平片显示大肠、小肠呈均等积气、扩张，胃部也常胀气扩大。立位腹部平片，充气扩大的大肠、小肠和胃内出现宽窄不等的液平面，这些液平面可以高低不等，但少数患者表现为许多液平面几乎位于同一高度，有时有的小肠充气扩大的程度较重，呈连续的管状；有的小肠扩大较轻，表现为与反射性肠郁张相仿的分格状。如无腹膜炎则扩张的肠腔互相靠近，肠间隙正常。如同时合并腹腔内感染，则肠间隙可增宽，腹膜脂肪线模糊。

【报告范例】

报告示范：中上腹小肠见数个连续气液平面，呈阶梯状及反 U 字形，胃内较多内容物影，考虑机械性肠梗阻（图 6-6-3）。

【报告技巧与提示】

肠梗阻的及时诊断及鉴别诊断很重要。一些危重病人在确诊为肠梗阻后必须立刻进行外科手术治疗；如果延误时间，则死亡率很高。仅凭 X 线确定是哪类肠梗阻有时比较困难，必要时可提示临床结合腹部 CT 检查。结合临床症状、体征、X 线表现，参考发病经过，单纯性机械性肠梗阻的诊断比较易于鉴别。

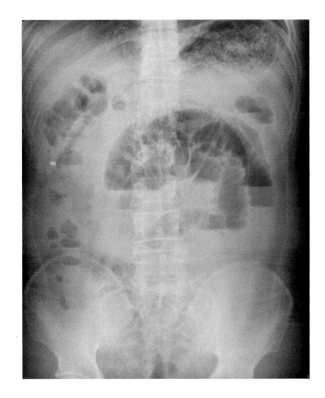

图 6-6-3 肠梗阻

三、乙状结肠扭转

【临床线索】

乙状结肠扭转多发生在乙状结肠过长而肠系膜过短时，多见于老年人。可分为闭祥性及非闭祥性两种。前者为肠腔在扭转处形成闭祥，闭祥内有扩张的结肠绊，内容物可进入扩张的近端，而不易排出，使闭祥内乙状结肠扩张。后者扭转为乙状结肠在一点单纯旋转360度，无闭祥形成。这种扭转无肠壁血供障碍，而只有单纯肠腔狭窄。临床有不同程度下腹痛，呈持续性，阵发加剧，无粪便排出，有明显腹胀。

【检查方法】

腹部平片。

【X线征象】

盲肠及部分升结肠明显积气扩张，立位可见宽大的气液平面，小肠轻至中度扩张，位于扩张积气的盲肠右侧。非闭祥性乙状结肠扭转表现为因梗阻系不全性，扭转以上结肠扩张，但较轻，一般不超过10cm。扩张结肠位于中腹部或左腹部，回肠可轻度扩张。立位扩张结肠内无或有少量液平面。闭祥性乙状结肠扭转结肠扩张明显，可超过10cm，甚至可达20cm。立位可见两个较宽的液平面形成。扩大的乙状结肠呈马蹄铁形。马蹄的圆顶可高达中上腹部，甚至位于左侧横膈下。此马蹄形阴影由于位置的关系有时可重叠，变换体位摄片可清楚显示。

【报告范例】

报告示范：结肠明显扩张，可见两个较宽的液平面形成，结肠呈马蹄形，顶端达上腹（图 6-6-4）。

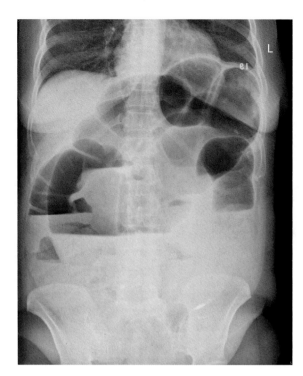

图 6-6-4 乙状结肠扭转

【报告技巧与提示】

乙状结肠扭转 X 表现较具特征性,有时需要和盲肠扭转鉴别。盲肠扭转少见,多发生于 20～40 岁,常合并末段回肠及部分升结肠扭转。临床上主要表现为突发右下腹痛,伴有恶心、呕吐和腹胀。腹部平片表现为盲肠及部分升结肠明显积气扩张,立位可见宽大的气液平面,小肠轻至中度扩张,位于扩张积气的盲肠右侧,闭袢性盲肠扭转表现为以盲肠为中心的放射状聚集。

第七章

泌尿和生殖系统疾病的 X 线诊断报告书写技巧

■■■ 第一节　泌尿生殖系统读片基础 ■■■

泌尿生殖系统正常 X 线表现见图 7-1-1、图 7-1-2。

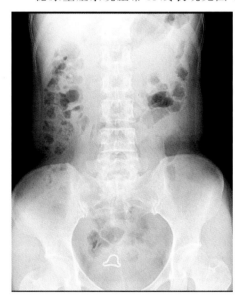

图 7-1-1　正常 KUB 平片

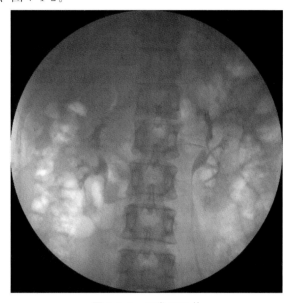

图 7-1-2　正常 IVP 片

■■■ 第二节　泌尿系统疾病 ■■■

一、泌尿系统先天性发育异常

（一）肾脏先天性发育异常

1. 肾脏缺如（孤立肾）

【临床线索】

患者一般无任何临床表现，多因体检或其他原因行腹部检查时发现。

【检查方法】

　　KUB 及 IVP。

【X 线征象】

　　① KUB 示一侧肾影缺如，对侧肾影相对增大。

　　② IVP 示一侧肾区未见正常肾脏显影，且无肾盂、肾盏及输尿管显示，对侧肾脏代偿性肥大，并可发生异位、旋转异常。

【报告范例】

　　报告示范：经静脉注入造影剂后，分别于 7min、15min、30min 摄压迫像各一张，解除压迫后（即 35min）摄仰卧位全程像。右肾及输尿管未见显影，左肾代偿性增大、左肾盂及输尿管扩张、积水，膀胱充盈，边缘光滑（图 7-2-1）。

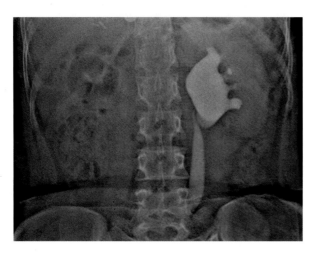

图 7-2-1　孤立肾（IVP）

【报告技巧与提示】

　　孤立肾诊断明确，注意有无对侧肾代偿性肥大。结合 CT、超声及临床病史，排除异位肾及手术切除史。

　　2. 肾脏融合畸形（马蹄肾）

【临床线索】

　　可无症状，或因腹部肿块就诊，部分病例可有尿路梗阻、感染等表现。

【检查方法】

　　KUB 及 IVP。

【X 线征象】

　　① KUB 示肾影位置较低且肾脊角位置改变。

　　② IVP 示双下肾盏距离缩短，双上肾盏距离较远。

【报告范例】

　　报告示范：KUB 显示两侧肾脏下组肾盏接近中线，肾盂、肾盏旋转异常，肾脊角变小。双肾区、双输尿管走行及膀胱区未见阳性结石及钙化影。经静脉注入造影剂后，分别于 7min、15min、30min 摄压迫像各一张，解除压迫后（即 35min）摄仰卧位全程像。两侧肾脏下组肾盏接近中线，肾盂、肾盏旋转异常，肾脊角变小。膀胱充盈，边缘光滑（图 7-2-2）。

【报告技巧与提示】

马蹄肾多为两侧肾脏上极或下极相连，且多为下极相连。结合CT、MRI、超声能进一步显示，易于明确诊断。

3. 肾脏异位（异位肾）

【临床线索】

临床常无症状，也可因结石、感染等产生相应临床症状，另外盆肾及腹肾被触及时，易误诊为肿块。

【检查方法】

KUB及IVP。

【X线征象】

① KUB示异位侧肾区无正常肾影，而盆腔、下腹、膈下或膈上等可见软组织肿块影。

② IVP示异位肾的肾盂、肾盏及输尿管显影，由于多同时伴肾旋转异常，因而肾盂、肾盏的形态区别于正常。低位的异位肾显示同侧输尿管较短，且无明显折曲。

【报告范例】

报告示范：经静脉注入造影剂后，分别于7min、15min、30min摄压迫像各一张，解除压迫后（即35min）摄仰卧位全程像。右侧肾盂、肾盏越过脊柱位于左侧肾盂、肾盏的下方，旋转不良，右侧肾区无肾盂、肾盏影。左肾及输尿管显影可，未见异常。膀胱充盈，边缘光滑（图7-2-3）。

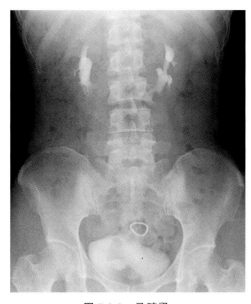

图7-2-2　马蹄肾

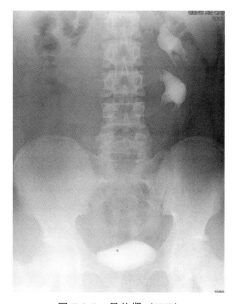

图7-2-3　异位肾（IVP）

【报告技巧与提示】

不难诊断。结合CT、超声能进一步显示，排除肾下垂及游走肾。

（二）肾盂和输尿管先天性发育异常

1. 肾盂输尿管重复畸形

【临床线索】

临床常无症状，只有在进行泌尿系全面检查时才被发现。

【检查方法】

　　IVP。

【X线征象】

　　一侧肾脏有上下两套收集系统显影，位于上部的肾脏收集系统亦可显影不良或不显影。患侧肾脏长轴可以不同程度延长。由于上部肾脏发育不全，常显示上部肾盂小且肾盏少，两条输尿管可以在不同水平汇合或完全分离，有的上位输尿管远端形成囊肿或异位开口。

【报告范例】

　　报告示范： 经静脉注入造影剂后，分别于7min、15min、30min摄压迫像各一张，解除压迫后（即35min）摄仰卧位全程像。左侧肾区见两套肾盂、肾盏及输尿管显影，且两支输尿管远端汇合进入膀胱，右肾及输尿管显影可，未见异常。膀胱充盈，边缘光滑（图7-2-4）。

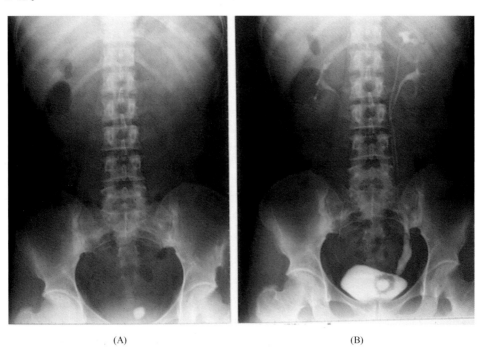

(A)　　　　　　　　　　　　　　　　(B)

图7-2-4　肾盂输尿管重复畸形

【报告技巧与提示】

　　IVP为首选方法，征象明确，不难诊断。在伴有上肾盂输尿管积水时，IVP难以显示畸形，应结合CT及MRU可明确诊断。

　　2. 肾盂肾盏憩室

【临床线索】

　　临床常无症状，只有在进行泌尿系统全面检查时才被发现。

【检查方法】

　　IVP。

【X线征象】

　　肾实质内圆形、边界光滑的对比剂充盈区，有时还可见与肾盏、肾盂相通的细长管道。

憩室合并结石表现为囊腔内高密度影，造影剂充盈良好时可掩盖结石。

【报告范例】

报告示范：经静脉注入造影剂后，分别于 7min、15min、30min 摄压迫像各一张，解除压迫后（即 35min）摄仰卧位全程像。右侧下组肾盏旁椭圆形充盈造影剂影，与肾盏密度相似，边缘光滑。左肾及输尿管显影可，未见异常。膀胱充盈，边缘光滑（图 7-2-5）。

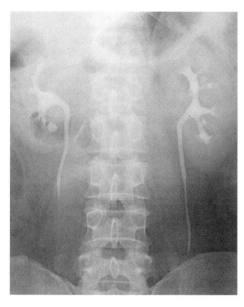

图 7-2-5 右侧肾盂肾盏憩室（IVP）

【报告技巧与提示】

IVP 为首选方法，征象明确，不难诊断。在伴有上肾盂输尿管积水时，IVP 难以显示畸形，应结合 CT 及 MRU 可明确诊断。

3. 先天性输尿管狭窄（盂管交界部狭窄、先天性肾积水）

【临床线索】

儿童男性较多发病，多见于左侧，偶有腰痛、腹胀、腹部渐进性包块等改变。

【检查方法】

IVP。

【X 线征象】

轻度肾脏损害者，延迟摄影显示积水扩张的肾盂、肾盏；严重肾损害者，可不显影。盂管交界部梗阻状，可见明显变钝或鸟喙状改变，有时可见瓣膜、息肉导致的充盈缺损或迷走血管压迹所致的横斜形条状透亮影等。

【报告范例】

报告示范：经静脉注入造影剂后，分别于 7min、15min、30min 摄压迫像各一张，解除压迫后（即 35min）摄仰卧位全程像。左侧肾盏明显积水扩张，肾盂显影延迟，45min 俯卧位片见左侧盂管交界部梗阻圆钝，肾盂大部分位于肾轮廓外，输尿管未显影，造影剂排空延迟。右肾及输尿管显影可，未见异常。膀胱充盈，边缘光滑（图 7-2-6）。

【报告技巧与提示】

IVP 首选方法，征象明确，不难诊断。在伴有上肾盂输尿管积水时，IVP 难以显示畸形，应结合 CT 及 MRU 可明确诊断。

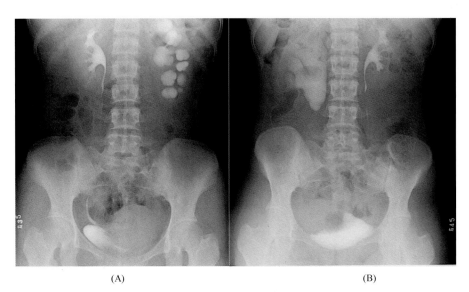

(A)   (B)

图 7-2-6　左侧输尿管狭窄（IVP）

4. 下腔静脉后输尿管

【临床线索】

本病与下腔静脉胚胎发育异常有关，发生率约 1：1500，男性多见。本病几乎均发生在右侧，常造成上段尿路扩张积水，亦可继发感染和结石形成。

【检查方法】

IVP。

【X线征象】

本病有两种表现，一种表现为右侧输尿管自肾盂下行，近下腔静脉分叉处（腰 4 水平），输尿管弯曲内移，近中线后再转向外下进入膀胱；另一种表现为在肾盂水平，可见上段输尿管向中线移位，形成 S 形弯曲后，又恢复到脊柱外侧缘下降。弯曲段以上尿路扩张积水，而弯曲段以下输尿管正常。IVP 有时不能显示其全程，逆行造影检查可以显示。

【报告范例】

报告示范：经静脉注入造影剂后，分别于 7min、15min、30min 摄压迫像各一张，解除压迫后（即 35min）摄仰卧位全程像。右输尿管折曲呈 "S" 状，右肾盂积水。左肾及输尿管显影可，未见异常。膀胱充盈，边缘光滑（图 7-2-7）。

【报告技巧与提示】

特定的发生部位和典型的 "S" 状输尿管弯曲是影像学诊断的主要依据。结合 CT 及 MRU（磁共振泌尿系成像）可明确诊断。

5. 输尿管囊肿

【临床线索】

临床表现为反复尿路感染、排尿困难、尿潴留、尿失禁等。

【检查方法】

IVP。

【X线征象】

与输尿管囊肿相连的肾盂和输尿管 85％ 有扩张积水，肾盂显影延迟呈大小不等囊状改

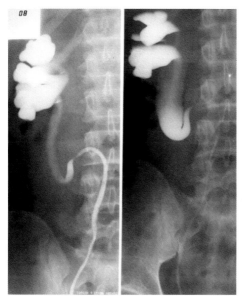

图 7-2-7 下腔静脉后输尿管

变，输尿管迂曲扩张。当膀胱内充盈对比剂而囊肿内无对比剂时，表现为病侧膀胱三角区内边缘光滑的类圆形充盈缺损，若膀胱和囊肿内均充盈对比剂，则囊肿壁呈环形线状透亮影，多见于单纯性囊肿，合并感染时囊壁增厚不光滑。充盈对比剂扩张的输尿管及与其相连的囊肿，在整体上如一条蛇，其头部（即囊肿）突入膀胱内，故称为"蛇头征"。异位输尿管囊肿在膀胱内呈圆形或椭圆形边缘光滑的充盈缺损，在膀胱底部偏向一侧，与膀胱广基底相连。

【报告范例】

报告示范： 经静脉注入造影剂后，分别于7min、15min、30min摄压迫像各一张，解除压迫后（即35min）摄仰卧位全程像。左侧可见双肾盂、肾盏及输尿管畸形，左侧输尿管末端膀胱壁内段囊状膨大，囊壁毛糙不整，右肾及输尿管显影可，未见异常。膀胱充盈，边缘光滑（图7-2-8）。

【报告技巧与提示】

特征明显，诊断不难。结合CT及MRU可进一步明确诊断，排除膀胱肿瘤、前列腺增生等。

（三）膀胱先天性发育异常

1. 膀胱憩室

【临床线索】

临床表现为分段排尿、膀胱刺激症状等。

【检查方法】

IVP。

【X线征象】

膀胱腔外有一突出的大小不一的囊腔，可为数毫米，或类似膀胱大小，边界清楚，与膀胱腔相通。IVP可同时观察上尿路有无改变。发生在输尿管开口附近的膀胱憩室可压迫同侧输尿管，造成上尿路扩张积水。

【报告范例】

报告示范： 经静脉注入造影剂后，分别于7min、15min、30min摄压迫像各一张，解除

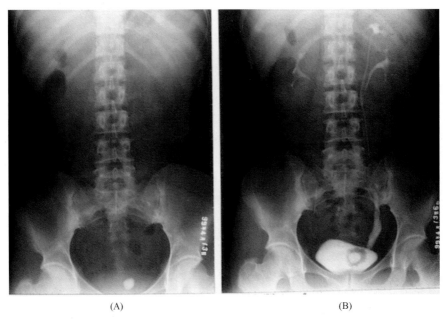

(A)   (B)

图 7-2-8 左侧输尿管末端囊肿（IVP）

压迫后（即 35min）摄仰卧位全程像。膀胱周壁见多个囊状突出影，边界清，可见造影剂注入。双肾及输尿管显影可，未见异常（图 7-2-9）。

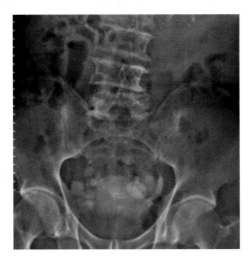

图 7-2-9 膀胱多发憩室

【报告技巧与提示】

特征明显，诊断不难。结合 CT 可进一步明确诊断。

2. 膀胱直肠瘘

【临床线索】

临床可表现为小便不通。

【检查方法】

IVP。

【X 线征象】

脐尿管完全未闭或部分未闭时，膀胱位置可正常或异常。在脐尿管开放时膀胱造影和脐尿管瘘造影可显示与膀胱相通的未闭的脐尿管，膀胱造影显示对比剂经膀胱逆行进入部分未闭的脐尿管。

【报告范例】

报告示范： 经静脉注入造影剂后，分别于 7min、15min、30min 摄压迫像各一张，解除压迫后（即 35min）摄仰卧位全程像。对比剂充盈膀胱，侧位见膀胱尖部有一短段管状影，排尿时见尿道海绵体部远段局部扩张明显，造影剂经小孔下排。尿道海绵体部中段局部迂曲狭窄。双肾及双输尿管走形可，未见异常改变（图 7-2-10）。

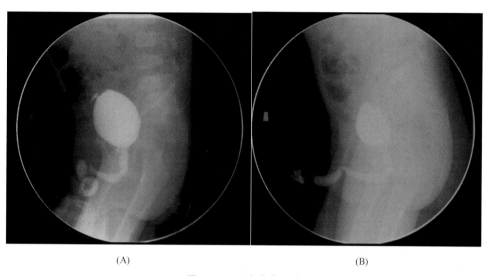

(A)　　　　　　　　　　　　　　　　　　(B)

图 7-2-10　膀胱直肠瘘

【报告技巧与提示】

特征明显，诊断不难。结合 CT 可进一步明确诊断是否合并其他泌尿系统畸形。

（四）尿道先天性发育异常

【临床线索】

排尿困难、滴尿、尿线细。可继发泌尿系感染、肾功能衰竭等。

【检查方法】

IVP。

【X 线征象】

① 先天性尿道狭窄：显示狭窄区和狭窄前的扩张段。病情严重者，可显示膀胱肌肉小梁增生、输尿管和肾盂积水等改变。

② 后尿道瓣膜：显示瓣膜以上尿道明显扩张延长，瓣膜表现为自前向后的三角形充盈缺损。严重的瓣膜梗阻可导致膀胱肥厚、扩张，膀胱假性憩室和小梁增生。约 1/3 以上病例有膀胱输尿管反流，肾盂输尿管有不同程度的积水。严重病例可导致肾萎缩、肾功能低下，甚至尿外渗和尿性腹水。

③ 尿道憩室：前尿道憩室多位于前尿道下方，囊状憩室形如橘瓣状，远端上缘与前尿道有唇状间隔；球形憩室有一细管道与尿道相连。憩室远端尿道可变细。后尿道憩室少见，多呈球形，充满尿液后压迫尿道导致排尿困难。前后尿道憩室均可继发膀胱扩张、肾盂积水等改变。

④ 巨尿道：可显示扩张的尿道海绵部，而其远侧部并无狭窄和梗阻性病变。

⑤ 椭圆囊肿：偶可使囊肿充盈，膀胱输尿管反流也很常见。

⑥ 尿道下裂和尿道上裂：临床即可诊断，无需影像学检查协助诊断。IVP可排除上尿路有无畸形、结石、积水及膀胱输尿管反流。

⑦ 尿道重复畸形：显示副尿道与主尿道可为左右并行或上下走行。通常副尿道多位于阴茎背侧，海绵体上方，在龟头部有外口；主尿道位于阴茎腹侧。主尿道、副尿道近侧或远侧可有交通。副尿道近端也可呈闭锁状。副尿道可扩张或开口较大。

⑧ 先天性尿道直肠瘘：显示对比剂经尿道与直肠之间的瘘管进入直肠内，即可明确诊断。

【报告范例】

报告示范： 左图显示后尿道薄层充盈缺损，局部变细，近端尿道及膀胱颈亦扩大，相连成葫芦形；右图显示后尿道成角，向后突出，且见造影剂漏出进入直肠内（图7-2-11）。

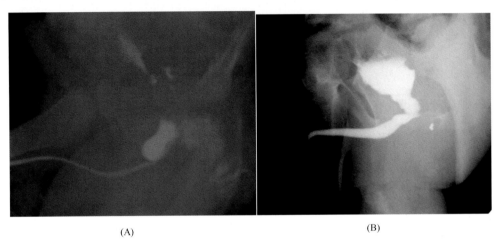

(A)　　　　　　　　　　　　　　　　(B)

图 7-2-11　后尿道瓣膜，尿道直肠瘘（IVP）

【报告技巧与提示】

特征明显，诊断不难。结合CT可进一步明确诊断是否合并其他泌尿系统畸形。

二、泌尿系统结石

（一）肾结石

【临床线索】

临床主要症状为腰痛和血尿，有时出现肾绞痛，继发感染时出现脓尿。

【检查方法】

KUB及IVP。

【X线征象】

① KUB：肾区高密度影，大小、数目、形态不定，多为圆形、椭圆形，亦可呈鹿角形，称为铸型结石。结石影可随呼气、吸气而上下移动，但与肾影的相对位置不变。

② IVP：肾结石于任何体位均与肾盂肾盏完全重叠，造影片上有时仍可辨认高密度结石，同时可观察有无肾盂积水；肾功能减退而显影不良时可行大剂量滴注造影或逆行性肾盂造影。低密度结石和阴性结石可被造影剂遮盖而不能显示或表现为圆形或椭圆形充盈缺损，其边界光滑整齐。

【报告范例】

　　报告示范：KUB 显示左肾区下缘高密度结节影，余双肾区、双输尿管走行及膀胱区未见阳性结石及钙化影；IVP 显示经静脉注入造影剂后，分别于 7min、15min、30min 摄压迫像各一张，解除压迫后（即 35min）摄仰卧位全程像。左肾盂内充盈缺损，左肾轻度积水。右肾及输尿管显影可，未见异常。膀胱充盈，边缘光滑（图 7-2-12）。

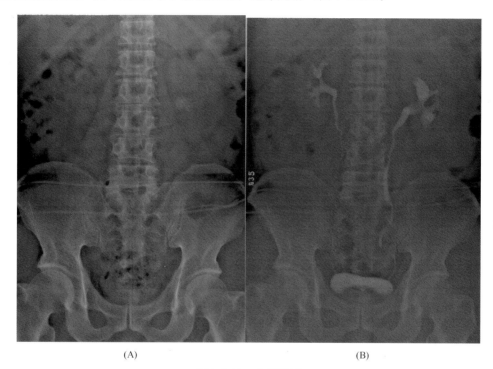

（A）　　　　　　　　　　　　　　　　　（B）

图 7-2-12　左肾结石

【报告技巧与提示】

　　注意钙化密度，特征结石，诊断不难。结合 CT、MRI、超声能进一步显示，与凝血块、脂肪球、气泡、肿瘤的充盈缺损相鉴别。

（二）输尿管结石

【临床线索】

　　临床主要症状为突发性腹部绞痛并向会阴部放射，同时伴有血尿。继发感染时会出现尿急、尿频及尿痛等膀胱刺激症状。当引起明显肾积水时，可触及腹部包块。

【检查方法】

　　KUB 及 IVP。

【X 线征象】

　　① KUB：输尿管结石呈圆形、卵圆形、桑棍形或枣核样致密影；结石位于脊柱两旁，多在输尿管与髂动脉相交处、肾盂输尿管交界处及输尿管膀胱入口处；输尿管肾盂积水明显时，结石位置可有移动；绞痛发作时，肠道有反射性淤张。

　　② IVP：按结石所在部位及时间长短而有不同表现。肾盂肾盏有不同程度的扩大积水，肾皮质变薄；部分阻塞时，结石显示为造影剂中密度更高（阳性结石）或密度稍低（阴性结石）的长圆形影，结石区输尿管可有局限性扩张，轮廓不规则。

【报告范例】

报告示范：KUB 显示左髂嵴位置见高密度结节影，余双肾区、双输尿管走行及膀胱区未见阳性结石及钙化影；IVP 显示经静脉注入造影剂后，分别于 7min、15min、30min 摄压迫像各一张，解除压迫后（即 35min）摄仰卧位全程像。左侧输尿管中段见高密度结节、近端输尿管明显扩张，左肾重度积水。右肾及输尿管显影可，未见异常。膀胱充盈，边缘光滑（图 7-2-13）。

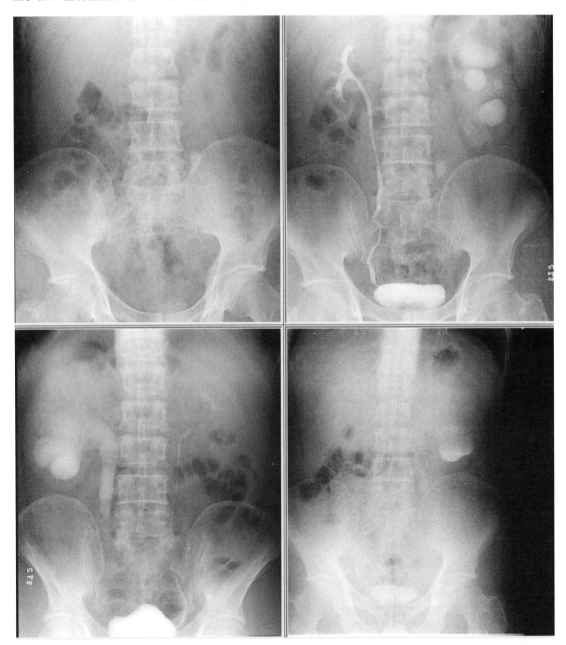

图 7-2-13　左侧输尿管中段结石

【报告技巧与提示】

如见特征性结石及典型表现，诊断不难。结合 CT、超声能进一步显示，与其他钙化如静脉石等鉴别。

（三）膀胱结石

【临床线索】

临床主要症状为排尿困难和排尿终末疼痛，以及血尿、尿频等。排尿时尿流常突然中断，患者改变体位后尿流又通畅。

【检查方法】

KUB 及 IVP。

【X线征象】

① KUB：表现为耻骨联合上方圆形、椭圆形或星状致密影，单发或多发，大小不等，边缘光滑或毛糙，密度不均。

② IVP：阳性结石显示明显的致密结节影，阴性结石则可观察到膀胱内充盈缺损，当结石阻塞输尿管入口处，可造成近端输尿管及肾积水。

【报告范例】

报告示范：KUB 显示右侧肾区可见一枣核状结石影。膀胱底部可见一圆形结石影，余双肾区、双输尿管走行及膀胱区未见阳性结石及钙化影。IVP 显示经静脉注入造影剂后，分别于 7min、15min、30min 摄压迫像各一张，解除压迫后（即 35min）摄仰卧位全程像。右肾轻微显影，外形增大，右肾结石位于右盂管交界处。膀胱轮廓光整，未见充盈缺损，其底部可见一圆形更高密度影。左肾及输尿管显影可，未见异常（图7-2-14）。

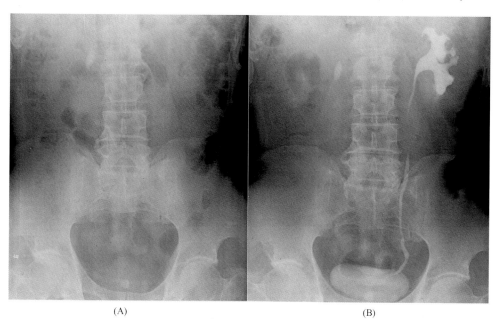

(A)　　　　　　　　　　　　　　　(B)

图 7-2-14　膀胱结石

【报告技巧与提示】

根据其位置及典型表现，诊断不难。结合 CT、超声能进一步显示，与其他钙化如静脉石、前列腺钙化、血块、气泡、肿瘤等鉴别。

（四）尿道结石

【临床线索】

主要临床症状为局部疼痛、排尿痛、排尿障碍及尿线中断等，继发感染时可出现尿道炎症性改变。

【检查方法】

KUB 及 IVP。

【X 线征象】

① KUB：耻骨联合上缘以下尿道走行圆形或卵圆形高密度结石影，典型者呈分层状。

② IVP：近段尿道扩张，梗阻处造影剂通过不畅，阴性结石必须经过造影检查，显示为杯口状、圆形、椭圆形充盈缺损。

【报告范例】

报告示范： 耻骨联合下方见致密结节影，余双输尿管走行及膀胱区未见阳性结石及钙化影（图 7-2-15）。

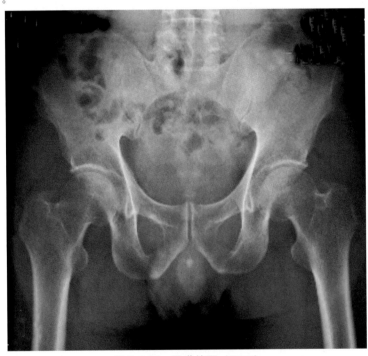

图 7-2-15　尿道结石（KUB）

【报告技巧与提示】

根据其位置及典型表现，诊断不难。结合 CT、超声能进一步显示，与其他钙化如膀胱颈结石、前列腺结石等鉴别。

三、泌尿系统结核

（一）肾结核

【临床线索】

泌尿系统症状为尿急、尿痛、血尿，甚至脓尿；全身症状有低热、乏力、贫血、体重减轻等。

【检查方法】

KUB 及 IVP。

【X 线征象】

① KUB：偶见肾轮廓增大或缩小，干酪样坏死病灶钙盐沉积表现为肾实质斑点或弧线

状钙化。全肾钙化及功能丧失，即肾自截是典型的肾结核表现，依此即可确诊。

② IVP：早期可表现正常，逐渐小肾盏可显影浅淡、杯口模糊且轮廓不规则或呈"虫蚀样"改变，此为其最早期表现。病变发展，一个或一组肾盏明显变形、积水或消失，有时可显示局限性脓腔，呈小水潭状改变或添加影。晚期全肾受累，患肾明显积水、显影浅淡，或完全不显影。显影者可见肾盂扩大或肾盂、肾盏扩大，其中肾盏常为不对称性扩大。同侧输尿管可以不显影，即使显影也僵硬变形或呈"串珠样"，对侧肾可因膀胱受累而形成肾积水。肾区限局性大块状钙化或斑点状、结节状钙化区常是干酪样坏死较重的区域，此区肾盏破坏消失，小盏顶端消失残留颈部者称为打尖征。

【报告范例】

报告示范：经静脉注入造影剂后，分别于 7min、15min、30min 摄压迫像各一张，解除压迫后（即 35min、40min）摄仰卧位全程像。左肾盂肾盏形态不规则，肾盏扩张为主，肾盂狭窄，左肾上盏外上方不规则添加影，左肾上段输尿管轻度增宽，中下段输尿管未见确切显示。右肾及输尿管显影可，未见异常。膀胱充盈，边缘光滑（图7-2-16）。

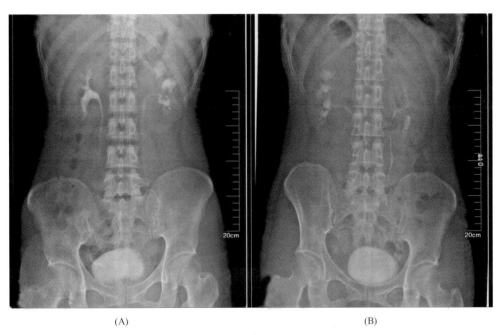

(A)　　　　　　　　　　　　(B)

图 7-2-16　左肾结核（IVP）

【报告技巧与提示】

KUB 显示典型自截肾改变，诊断不难。IVP 注意早期肾盏改变。结合 CT、超声能进一步显示，病变的钙化、范围、程度、分期等。

（二）输尿管结核

【临床线索】

泌尿系统症状为尿急、尿痛、血尿，甚至脓尿；全身症状有低热、乏力、贫血、体重减轻等。

【检查方法】

KUB 及 IVP。

【X线征象】

① KUB：多无价值，偶可显示延输尿管走行的条形密度增高影，有的可见输尿管壁钙化形成的断续或连续的双轨状线形钙化影。

② IVP：主要表现为输尿管扩张。输尿管黏膜面的溃疡引起输尿管虫蚀样破坏，输尿管光滑的内壁线消失，形成小锯齿状改变；中晚期纤维瘢痕收缩，输尿管呈现粗细不均的串珠状改变或僵直的管状，重度输尿管狭窄可以造成患侧肾脏及输尿管显影浅淡、延迟，甚至不显影。

【报告范例】

报告示范：经静脉注入造影剂后，分别于 7min、15min、30min 摄压迫像各一张，解除压迫后（即 35min）摄仰卧位全程像，40min 摄俯卧位全程像。右肾显影及排泄时间较左侧延迟。右侧肾盂扩张、肾盏杯口圆钝。右侧输尿管不均匀扩张呈串珠状改变，左肾及输尿管显影可，未见异常。膀胱充盈，边缘光滑（图 7-2-17）。

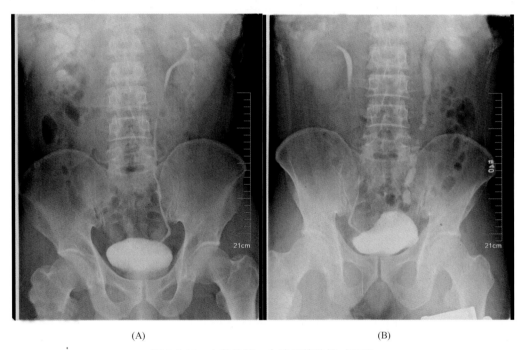

(A)   (B)

图 7-2-17　右肾结核，右输尿管结核（IVP）

【报告技巧与提示】

结合典型临床表现，诊断不难。结合 CT、超声能进一步显示输尿管走形改变等。

（三）膀胱结核

【临床线索】

主要临床症状为尿频、尿急、血尿或脓尿及结核感染的全身症状。

【检查方法】

KUB、IVP。

【X线征象】

① KUB：多无价值，晚期常可见结核钙化灶。

② IVP 及膀胱造影片：输尿管间嵴因炎性水肿而增宽，输尿管口高抬变直；局部膀

脱变形、不规则及模糊的充盈缺损，挛缩明显时似憩室形成；晚期整个膀胱收缩变小，边缘光滑或不规则；膀胱输尿管反流，输尿管下段僵硬，甚至肾盂输尿管积水，亦可形成瘘管。

【报告范例】

　　报告示范：经静脉注入造影剂后，分别于 7min、15min、30min 摄压迫像各一张，解除压迫后（即 35min）摄仰卧位全程像，40min、120min 摄俯卧位全程像。左肾结核不显影，右侧上尿路积水扩张，120min 俯卧位像显示膀胱挛缩，容积明显缩小（图7-2-18）。

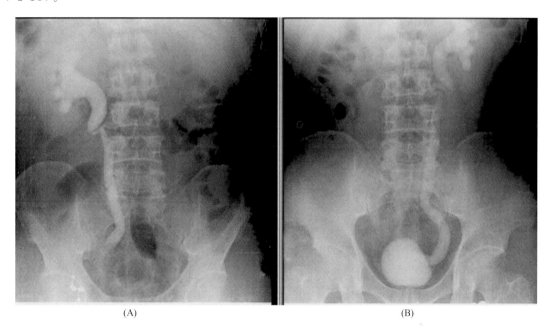

(A)　　　　　　　　　　　　　　　　　(B)

图 7-2-18　膀胱结核（IVP）

【报告技巧与提示】

　　结合典型临床表现及实验室检查，诊断不难。结合 CT、超声与慢性膀胱炎鉴别，后者一般无肾、输尿管相应改变。

四、泌尿系统炎症

（一）肾盂肾炎

【临床线索】

　　临床分急性肾盂肾炎和慢性肾盂肾炎，前者起病急，表现为寒战、高热、尿频、尿急、尿痛；后者表现复杂，从隐匿性、间断发热和尿急、尿频、血尿直至严重感染。

【检查方法】

　　KUB 及 IVP。

【X 线征象】

　　① KUB：急性肾盂肾炎初期可无改变，进一步发展表现为肾影增大或显示不清。慢性肾盂肾炎则显示肾影变小，表面呈波浪状。

　　② IVP：除显示如 KUB 所见，可另见肾小盏变性呈杵状，严重者，肾盂、肾盏广泛变

形并扩张。

【报告范例】

报告示范：经静脉注入造影剂后，分别于 7min、15min、30min 摄压迫像各一张，解除压迫后（即 35min）摄仰卧位全程像，40min 摄俯卧位全程像。右肾盂、肾盏显影延迟且显影较浅淡，肾盂、肾盏不规则扩张。上段输尿管轻度扩张。左肾及输尿管显影可，未见异常。膀胱充盈，边缘光滑（图 7-2-19）。

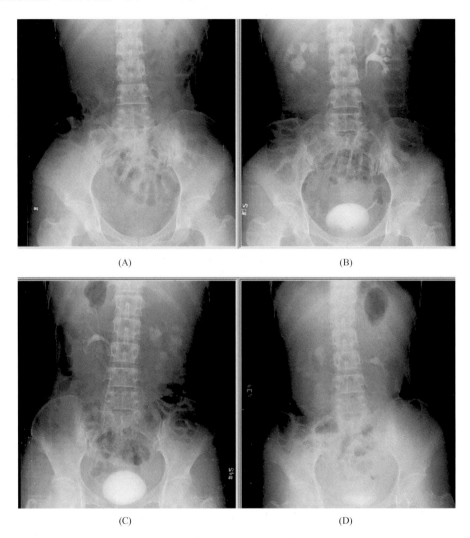

(A)　　　　　　　　　　　　　　(B)

(C)　　　　　　　　　　　　　　(D)

图 7-2-19　急性肾盂肾炎（IVP）

【报告技巧与提示】

急性一般不需影像学检查，慢性肾盂肾炎结合典型临床表现，诊断不难。结合 CT、超声能进一步与胎儿型分叶肾、先天性肾发育不良和缺血性肾萎缩等鉴别。

（二）黄色肉芽肿性肾盂肾炎

【临床线索】

本病均有不同程度的白细胞增多，红细胞沉降率增加（60%）、贫血、尿频及排尿困难，罕有血尿，多伴有不同程度肾功能受损及结石。有反复尿路感染病史。

【检查方法】

　　KUB 及 IVP。

【X 线征象】

　　① KUB：肾影增大、轮廓模糊，并可发现肾结石。

　　② IVP：肾盂、肾盏扩张，有不规则充盈缺损和破坏。弥漫型呈肾积水表现，肾脏普遍增大，肾轮廓模糊不清，常伴有肾结石。

【报告范例】

　　报告示范：经静脉注入造影剂后，分别于 7min、15min、30min 摄压迫像各一张，解除压迫后（即 35min）摄仰卧位全程像，40min 摄俯卧位全程像。右肾增大，轮廓不清，合并多发结石，右侧输尿管显示不清。左肾及输尿管显影可，未见异常。膀胱充盈，边缘光滑（图 7-2-20）。

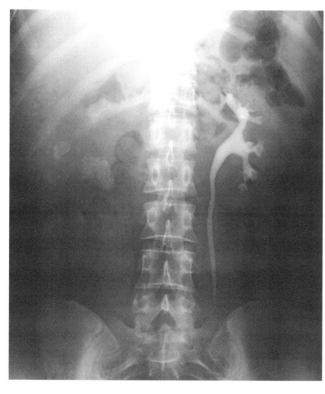

图 7-2-20　黄色肉芽肿性肾盂肾炎（IVP）

【报告技巧与提示】

　　应结合临床表现，诊断不难。结合 CT、超声能进一步与肾结核、肾脓肿及肾肿瘤等鉴别。

（三）膀胱炎

【临床线索】

　　慢性膀胱炎临床症状一般不明显。尿中白细胞增多，并有红细胞，尿细菌培养阳性。

【检查方法】

　　KUB 及 IVP。

【X 线征象】

　　① KUB：一般慢性膀胱炎没有明显异常改变。

② IVP：膀胱体积缩小，边缘毛糙，高低不平，呈不规则锯齿状。如果合并下尿路梗阻，尚可见膀胱小梁形成，可见波浪状突出影及憩室形成。有时可见膀胱输尿管反流。

【报告范例】

　　报告示范：经静脉注入造影剂后，分别于 7min、15min、30min 摄压迫像各一张，解除压迫后（即 35min）摄仰卧位全程像，40min 摄俯卧位全程像。双肾及输尿管显影可，未见异常。膀胱容积缩小，边缘不光滑，膀胱小梁增粗（图 7-2-21）。

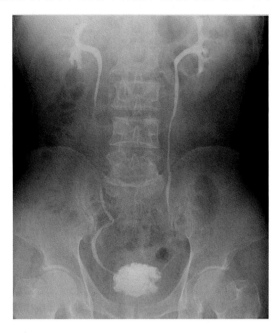

图 7-2-21　膀胱炎（IVP）

【报告技巧与提示】

　　应结合临床表现，诊断不难。结合 CT、超声能进一步与膀胱肿瘤等鉴别。

五、肾囊肿性疾病

（一）单纯性肾囊肿

【临床线索】

　　临床多无症状，常体检时意外发现，较大的囊肿可有季肋部不适或触及肿块。

【检查方法】

　　KUB 及 IVP。

【X 线征象】

　　① KUB：显示肾区肿块，偶见囊肿壁蛋壳样钙化。

　　② IVP：与囊肿位置及大小相关，较小或向肾外生长的囊肿不造成肾盂、肾盏改变，较大者压迫肾盂、肾盏，但肾盂、肾盏未破坏。

【报告范例】

　　报告示范：经静脉注入造影剂后，分别于 7min、15min、30min 摄压迫像各一张，解除压迫后（即 35min）摄仰卧位全程像，40min 摄俯卧位全程像。右侧显影略延迟，右肾下极于 15min 断层片可见一个圆形低密度病灶，直径为 6.5cm，25min、35min 片显示下组肾盏受压上移，未见破坏。左肾及输尿管显影可，未见异常。膀胱充盈，边缘光滑（图 7-2-22）。

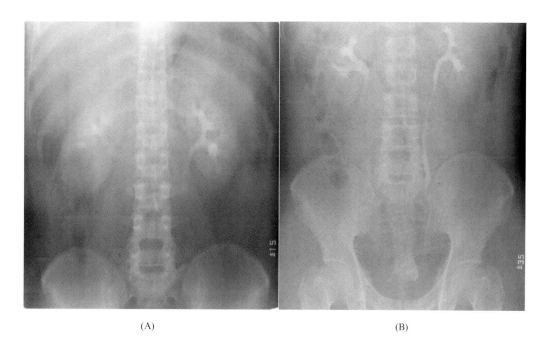

(A)　　　　　　　　　　　　　　　　　　(B)

图 7-2-22　右肾下极囊肿（IVP）

【报告技巧与提示】

根据典型影像学表现，诊断不难。结合 CT、超声能进一步与囊性肾细胞癌等鉴别。

（二）肾盂旁囊肿和肾窦囊肿

【临床线索】

临床可无症状，较大的囊肿可有腹痛、季肋部不适或触及肿块。

【检查方法】

KUB 及 IVP。

【X 线征象】

① KUB：肾盂旁囊肿于囊肿较大时可见肾外形增大，有时囊肿内可有结石影；肾窦囊肿（淋巴性囊肿）与肾盂旁囊肿相似，位于肾窦内。

② IVP：肾盂旁囊肿于囊肿较大时表现为肾盂、输尿管上段受压、变形、移位和拉长；肾窦囊肿（淋巴性囊肿）与肾盂旁囊肿相似，位于肾窦内，肾盂多发压迹。

【报告范例】

报告示范：经静脉注入造影剂后，分别于 7min、15min、30min 摄压迫像各一张，解除压迫后（即 35min）摄仰卧位全程像，40min 摄俯卧位全程像。左侧上下组肾盏间占位（肾盂旁囊肿）。右肾及输尿管显影可，未见异常。膀胱充盈，边缘光滑（图 7-2-23）。

【报告技巧与提示】

根据典型影像学表现，诊断不难。结合 CT、超声能进一步与囊性肾细胞癌等鉴别。

（三）多囊性肾病和多囊性发育不良肾

【临床线索】

临床上可出现血尿、腹痛、腹部肿块等表现。

【检查方法】

KUB 及 IVP。

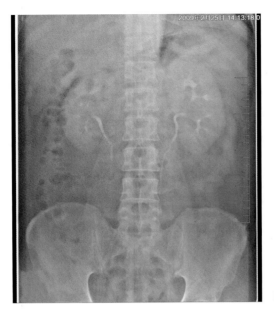

图 7-2-23　左肾盂旁囊肿（IVP）

【X线征象】

① KUB：双肾呈分叶状增大。

② IVP：双肾增大，双肾盂、肾盏移位、拉长、变性和分离，呈蜘蛛足样改变。

【报告范例】

报告示范：KUB 显示双肾轮廓增大，余未见异常。IVP 显示经静脉注入造影剂后，分别于 7min、15min、30min 摄压迫像各一张，解除压迫后（即 35min）摄仰卧位全程像，40min 摄俯卧位全程像。双肾影增大，显影及排泄时间稍延迟。双侧肾盂、肾盏变形，可见多个弧形压迹，部分肾盏颈部受压变窄，远端肾盏扩张，杯口变钝。膀胱充盈，边缘光滑（图 7-2-24）。

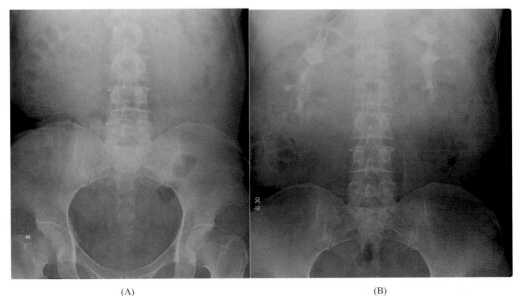

(A)　　　　　　　　　　　　　　　　(B)

图 7-2-24　多囊性肾病

【报告技巧与提示】

根据典型影像学表现，诊断不难。结合 CT、超声进一步与双侧多发肾单纯性囊肿鉴别。

（四）髓质海绵肾

【临床线索】

多数病人无症状或症状轻微，偶可出现血尿、尿路感染及肾绞痛等症状。

【检查方法】

KUB 及 IVP。

【X 线征象】

① KUB：肾乳头及锥体区可见细小簇状钙化。

② IVP：除 KUB 表现，可见乳头区呈葡萄串样或毛刷状改变。

【报告范例】

报告示范：双肾多发钙化，扇形分布，余腹腔未见阳性结石及钙化改变（图 7-2-25）。

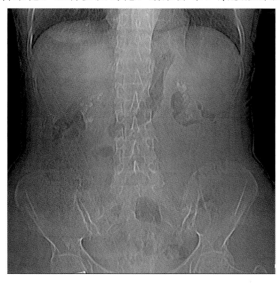

图 7-2-25 髓质海绵肾（KUB）

【报告技巧与提示】

根据典型影像学表现，诊断不难。结合 CT、超声进一步与肾结核、肾盂肾炎、肾乳头坏死、肾钙盐沉积、肾盂逆流等进行鉴别。

六、泌尿系统肿瘤

（一）肾脏良性肿瘤

【临床线索】

80％无明显临床症状，少数可出现血尿、肿块、腹痛等症状。

【检查方法】

KUB 及 IVP。

【X 线征象】

① KUB：可显示较大肿块引起的肾轮廓改变。

② IVP：对本病诊断价值不大，肿瘤较小时，肾盂、肾盏显影正常。若肿瘤较大则发

生肾盂、肾盏受压、异位及变形等改变。

【报告范例】

　　报告示范：经静脉注入造影剂后，分别于 7min、15min、30min 摄压迫像各一张，解除压迫后（即 35min）摄仰卧位全程像，40min 摄俯卧位全程像。左侧肾盂、肾盏受压改变，未见破坏和积水扩张。膀胱充盈，边缘光滑（图 7-2-26）。

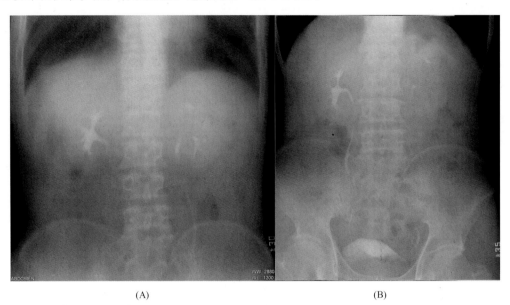

(A)   (B)

图 7-2-26　左肾腺瘤（IVP）

【报告技巧与提示】

　　KUB 很难独立诊断。结合 CT、MRI 可明确诊断，仍需与肾细胞癌等鉴别。

（二）肾脏恶性肿瘤

1. 肾细胞癌

【临床线索】

　　常见症状为无痛性血尿，进展期可出现腹痛，腹部触及肿块。

【检查方法】

　　KUB 及 IVP。

【X 线征象】

　　① KUB：可显示较大肿块引起的肾轮廓改变。

　　② IVP：肾脏肿块，肾脏轮廓不规则、连续性中断，肾脏增大、移位；集合系统受压移位、拉长，或集合系统受侵犯，如肾盂内不规则充盈缺损、肾盂肾盏截断、肾盂肾实质对比剂反流等；肿瘤内多发斑点状钙化。

【报告范例】

　　报告示范：经静脉注入造影剂后，分别于 7min、15min、30min 摄压迫像各一张，解除压迫后（即 35min）摄仰卧位全程像，40min 摄俯卧位全程像。肾影较对侧增大，中部明显向外突出，左肾上、下盏扩张呈圆钝状，肾盂及左肾中盏受压、推移呈"手握球"征。右肾尚可。膀胱充盈，边缘光滑（图 7-2-27）。

【报告技巧与提示】

　　KUB 很难独立诊断。结合 CT、MRI 可明确诊断，仍需与良性肿瘤等鉴别。

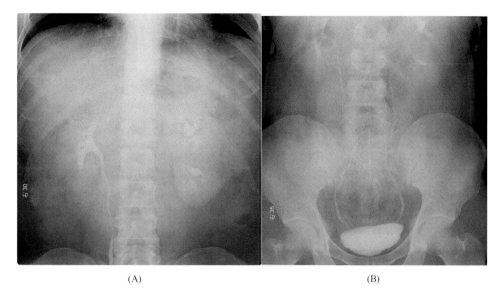

（A）　　　　　　　　　　　　　　（B）

图 7-2-27　左肾细胞癌（IVP）

2. 肾母细胞瘤

【临床线索】

腹部肿块、厌食、恶病质、腹痛及镜下血尿等。肉眼血尿少见，原因为肿瘤一般不侵犯肾盂。

【检查方法】

KUB 及 IVP。

【X 线征象】

① KUB：可显示较大肿块引起的肾轮廓改变。

② IVP：肾区软组织密度肿块，肾体积增大，约 10% 其内可见斑点状钙化。肿瘤较大时，见肾脏及集合系统受压、移位。

【报告范例】

报告示范：经静脉注入造影剂后，分别于 7min、15min、30min 摄压迫像各一张，解除压迫后（即 35min）摄仰卧位全程像，40min 摄俯卧位全程像。左侧肾盂、肾盏显影延迟、积水扩张，且向外移位，左侧盂管交界部狭窄、变形，左输尿管近端断续显影。右肾尚可。膀胱充盈，边缘光滑（图 7-2-28）。

【报告技巧与提示】

KUB 很难独立诊断。结合 CT、MR 可明确诊断，仍需与良性肿瘤等鉴别。

（三）肾盂和输尿管肿瘤

1. 肾盂癌

【临床线索】

无痛性全程血尿和胁腹部疼痛，大的肿瘤或伴肾积水时可触及肿块。有时，可有泌尿道感染症状。

【检查方法】

KUB 及 IVP。

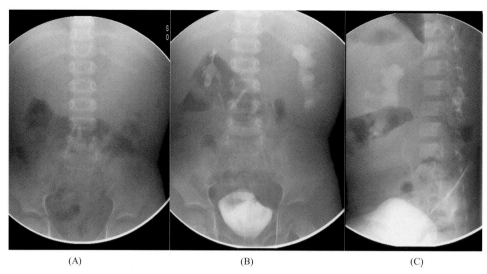

(A)   (B)   (C)

图 7-2-28　左肾母细胞癌（IVP）

【X 线征象】

① KUB：多无阳性所见，少数可见钙化。

② IVP：约 20％可无异常，30％可显示充盈缺损，25％可见肾盏扩张或狭窄，不显影者超过 25％。

【报告范例】

报告示范： 经静脉注入造影剂后，分别于 7min、15min、30min 摄压迫像各一张，解除压迫后（即 35min）摄仰卧位全程像，40min 摄俯卧位全程像。右肾小盏杯口变钝，肾盏扩张，肾盂内可见分叶状充盈缺损影，右输尿管上段和下段部分显影，未见扩张。左肾尚可。膀胱充盈，边缘光滑（图 7-2-29）。

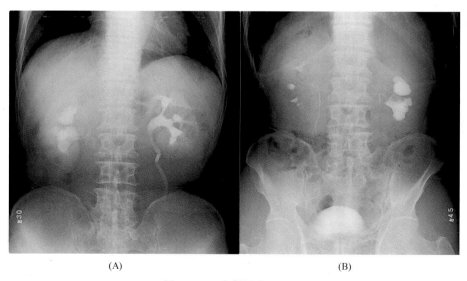

(A)   (B)

图 7-2-29　右肾盂癌（IVP）

【报告技巧与提示】

KUB 很难独立诊断，IVP 能定位诊断肿块。结合 CT、MRI 可明确诊断，仍需与肾盂内结石、血块等鉴别。

2．输尿管癌

【临床线索】

早期症状多不明显，其后产生血尿、疼痛和可触及的肿块等。

【检查方法】

KUB及IVP。

【X线征象】

① KUB：多无阳性所见，少数可见钙化。

② IVP：直接显示输尿管内的中心性或偏心性充盈缺损，表面凹凸不平，形态不规则。若肿瘤呈浸润性生长。则病变处的输尿管壁不规则、僵硬，其上下方输尿管及肾盂、肾盏扩张积水。

【报告范例】

报告示范：经静脉注入造影剂后，分别于7min、15min、30min摄压迫像各一张，解除压迫后（即35min）、摄仰卧位全程像，40min摄俯卧位全程像。右肾盂、肾盏扩张，仰卧位输尿管显示不清，俯卧位可见右侧输尿管上段不规则充盈缺损影，管腔狭窄，中下段形态未见异常。左肾及输尿管尚可。膀胱充盈，边缘光滑（图7-2-30）。

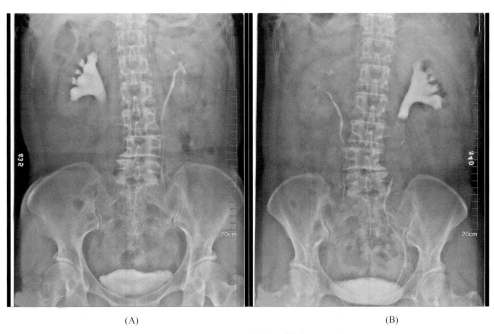

（A）　　　　　　　　　　　　　　（B）

图7-2-30　右输尿管癌

【报告技巧与提示】

KUB很难独立诊断，IVP能定位诊断肿块及梗阻性改变。结合CT、MRI可明确诊断，显示临近组织的侵犯，仍需与输尿管结石、血块等鉴别。

（四）膀胱良性肿瘤和肿瘤样病变

【临床线索】

部分良性肿瘤具有特征性临床表现，如膀胱嗜铬细胞瘤常有阵发性高血压、出汗、头痛等症状，膀胱子宫内膜异位症具有周期性尿路症状等。有时可有无痛性血尿及膀胱刺激症状等。

【检查方法】

KUB 及 IVP。

【X 线征象】

① KUB：多无阳性所见。

② IVP：膀胱壁肿块、膀胱变形或不对称、膀胱壁增厚、输尿管梗阻、膀胱出口梗阻等征象。

【报告范例】

报告示范： 经静脉注入造影剂后，分别于 7min、15min、30min 摄压迫像各一张，解除压迫后（即 35min）摄仰卧位全程像，40min 摄俯卧位全程像。膀胱左上壁近输尿管口处可见一充盈缺损影，双肾及输尿管尚可（图 7-2-31）。

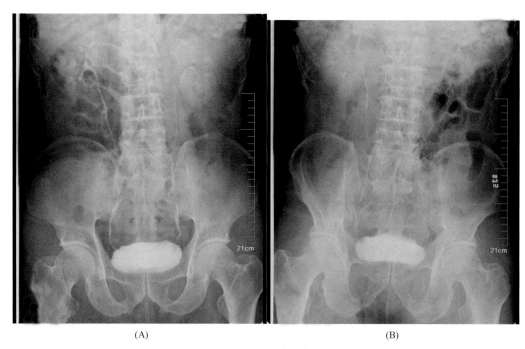

(A)　　　　　　　　　　　　　　　　(B)

图 7-2-31　膀胱内翻乳头状瘤（IVP）

【报告技巧与提示】

KUB 很难独立诊断，IVP 能定位诊断肿块及梗阻性改变。结合 CT、MRI 可明确诊断，显示临近组织的侵犯，仍需与膀胱结石、血块等鉴别。

（五）膀胱恶性肿瘤

【临床线索】

间断性肉眼血尿及膀胱刺激症状。

【检查方法】

KUB 及 IVP。

【X 线征象】

① KUB：多无阳性所见，偶可显示膀胱区肿瘤的钙化。

② IVP：膀胱内息肉样充盈缺损，膀胱壁僵硬，膀胱轮廓不规则，呈锯齿状。近端输

尿管受侵时可有扩张积水改变。

【报告范例】

　　报告示范：经静脉注入造影剂后，分别于 7min、15min、30min 摄压迫像各一张，解除压迫后（即 35min）摄仰卧位全程像，40min 摄俯卧位全程像。膀胱左前壁可见类椭圆形略分叶状充盈缺损。双肾及输尿管尚可（图 7-2-32）。

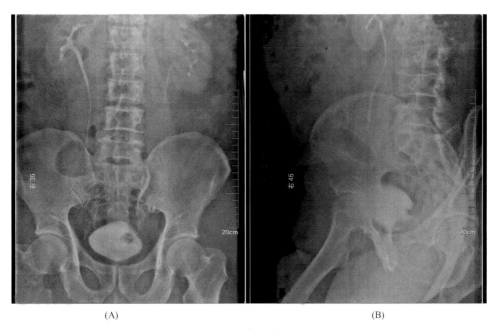

(A)　　　　　　　　　　　　　　　　(B)

图 7-2-32　膀胱癌（IVP）

【报告技巧与提示】

　　KUB 很难独立诊断，IVP 能定位诊断肿块及梗阻性改变。结合 CT、MRI 可明确诊断，显示临近组织的侵犯，仍需与膀胱结石、血块等鉴别。

■■■ 第三节　女性生殖系统 ■■■

一、生殖系统畸形

　　主要介绍子宫畸形。

【临床线索】

　　不孕、流产和早产等表现。

【检查方法】

　　子宫输卵管造影片。

【X 线征象】

　　① 幼稚子宫：宫腔保持正常三角形，壁光，但较正常宫腔小。

　　② 单角子宫：宫腔偏于一侧，呈梭状，边缘光滑，一端接宫颈管，另一端延伸为同侧输卵管。

③ 双角子宫：可见单宫颈，宫腔里"心"状或底部内凹呈半隔。

④ 全双子宫：可见双阴道、双宫颈；左右各有一个梭状单角子宫，两者分得较开，壁光，各自与宫颈和同侧输卵管相接。

⑤ 鞍状子宫：宫底向内凹陷似马鞍状，宫腔壁光整。

⑥ 半隔子宫：宫底向内深凹，使宫腔的一半被其隔开。

⑦ 全隔子宫：宫腔中间隔开为左右两个紧邻的梭状官腔，宫腔壁光滑，有时两个宫腔之间有细小通道。

【报告范例】

报告示范：单宫颈及两个宫腔显影。双侧输卵管均扩张积水，远端造影剂未见确切弥散（图 7-3-1）。

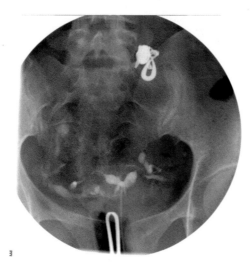

图 7-3-1　双角子宫

【报告技巧与提示】

根据典型影像学表现，诊断不难。结合 CT、MRI 可进一步明确诊断。

二、生殖系统炎症和结核

（一）输卵管炎

【临床线索】

临床不孕，轻者无症状。闭经或经血流出不畅；痛经；重者可有腹痛、发热等盆腔炎症状。

【检查方法】

子宫输卵管造影片。

【X线征象】

整个输卵管形态尚软，峡部小憩室；盆腔粘连使造影剂在盆腔内呈雪花状、细斑片状弥散不均；输卵管完全或不完全阻塞；输卵管积水扩张。宫腔粘连时子宫输卵管造影表现为宫腔内单个或多个不规则充盈缺损，缺损边缘锐利。

【报告范例】

报告示范：宫腔显影良好，形态无异常。右侧输卵管部分显影，远端未见造影剂弥散。左侧输卵管粗细不均，造影剂弥散少（图 7-3-2）。

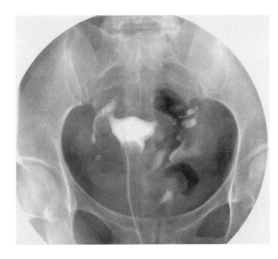

图 7-3-2　输卵管炎

【报告技巧与提示】

根据典型影像学表现，诊断不难。治疗后随诊复查。

（二）输卵管结核

【临床线索】

早期月经量增多；后期月经量稀少，或闭经。某些结核全身症状、低热、盗汗等。

【检查方法】

子宫输卵管造影片。

【X 线征象】

早期无特殊表现，仅见输卵管壶腹部纵形黏膜增粗；后期双侧输卵管形态僵硬，呈棒状、锈铁丝状、念珠状、末端杵状，部分可出现钙化。

【报告范例】

报告示范：双侧输卵管形态僵硬，左侧明显，管径增粗不均，未见造影剂弥散（图 7-3-3）。

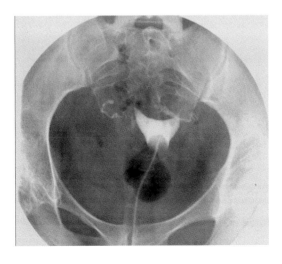

图 7-3-3　输卵管结核

【报告技巧与提示】

根据典型影像学表现，诊断不难。治疗后随诊复查。

三、计划生育

【临床线索】

节育环定位。

【检查方法】

盆腔平片。

【X 线征象】

盆腔内见圆形或椭圆形节育环影。

【报告范例】

报告示范：盆腔内见一椭圆形环状金属影，距正中线偏左 2.0cm，距耻骨联合上缘 7.0cm（图 7-3-4）。

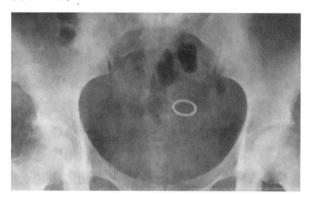

图 7-3-4 节育环定位

【报告技巧与提示】

根据典型影像学表现，诊断不难。也可进行超声或 CT 检查来进一步诊断，尤其是 MSCT（多层螺旋 CT）重建可以清晰显示节育环位置异常。

第八章

乳腺疾病的 X 线诊断
报告书写技巧

■■■ **第一节　乳腺 X 线读片基础** ■■■

一、X 线摄片

由于乳腺腺体组织随月经周期变化而有所变化，因此乳腺 X 线摄片检查最佳时间为月经后 1～2 周。乳腺常规 X 线摄片应包括双侧乳腺以利于对比。患者取立位。乳腺内外侧斜位（MLO）及头尾位（CC）是常规投照位置，必要时辅以侧位、上外-下内斜位、外内侧斜位、局部压迫摄片及全乳或局部压迫放大摄片等。局部压迫摄片及全乳或局部压迫放大摄片作为附加的投照位置，有时具有很高的诊断价值，一般在下列情况下需加做以上检查，一是当临床触及肿物，而常规位置 X 线片上仅显示局部致密而未见肿物，此时宜行局部压迫摄片，以期能检出被掩盖的肿物；二是当 X 线片怀疑有微小钙化而不能完全肯定时，应行全乳或局部压迫放大摄片，进一步确定是否有钙化；三是行乳导管造影时，疑有小分支导管病变，宜行全乳或局部压迫放大摄片，证实或除外导管病变。

二、乳腺 X 线检查的应用价值和限度

乳腺 X 线检查主要用于乳腺疾病的普查和乳腺癌的早期发现和早期诊断，乳腺导管造影主要适用于有乳头溢液的患者。X 线检查操作简单，价格相对便宜，诊断准确，特别对乳腺内钙化尤其是微小钙化的检出率很高，能够对乳腺癌做出早期诊断，它能发现那些直到两年后临床才能触及到肿块的病变，已成为乳腺疾病首选的影像学检查方法，并用于 40 岁以上妇女普查。

尽管 X 线检查是目前诊断乳腺疾病的主要手段，但在某些方面尚存在局限性，即使在最佳的摄片和诊断条件下，仍有 5％～15％ 的乳腺癌因各种原因而呈假阴性表现，如发生在致密型乳腺、乳腺手术后或成形术后的乳腺癌以及由于 X 线本身的局限性等原因。

乳腺 X 线检查的另一个较大局限性是关于良恶性病变的鉴别诊断，在美国依据 X 线普查而建议活检的妇女中只有 25％～29％ 为乳腺癌，阳性预期值低是乳腺钼靶 X 线检查公认的另一局限性所在。尽管如此，乳腺钼靶 X 线检查至今仍是诊断乳腺疾病最基本的影像学检查方法。

近年来全数字化乳腺摄影机在临床中得到应用，全数字化乳腺摄影机具有钼/铑双靶球管、自动摄片剂量调整技术、数字化平板技术等优点。其主要优势在于，可根据乳房的大

小、压迫的厚度及腺体的致密程度自动调节 X 线的剂量，解决了传统乳腺 X 线机对致密型乳腺 X 线穿透不足的缺点；可进行图像后处理，根据具体情况调节对比度，对局部感兴趣区进行放大观察等；减少因技术不当、图像不满意或需局部放大而导致的重复 X 线摄片，有助于减少乳腺的 X 线辐射量；可传输数据，同影像归档和通信系统（PACS）联网用于远程会诊；数据可储存，减少存放胶片的空间。

三、乳腺 BI-RADS 分类

20 世纪 90 年代中期，美国放射学会创建了乳腺影像报告及数据系统（简称 BI-RADS），对乳腺内病变及其他相关改变进行了统一命名，进而确定了统一的乳腺病变的描述和评估标准。BI-RADS 包括三个方面，腺体密度的描述；特异性病变如肿块、钙化及其他异常表现的描述；病变情况总体评估及提出治疗建议。标准化术语的应用和正确使用有助于影像诊断医师正确分析处理每一个病例，而与临床医师更好地沟通也要求影像诊断医师使用标准的术语，并对乳腺病变情况进行全面评估。

乳腺实质腺体分四种类型，即致密型、多量腺体型、少量腺体型、脂肪型。分型的主要意义在于说明 X 线对于不同乳腺类型中病变检出的敏感性不同，对于脂肪型腺体病变检出率达 80％，对于致密型腺体病变检出率只有 30％。

BI-RADS 根据腺体内不同病变对乳腺进行分类。0 类，需进一步行其他影像评价（不完全评估）；1 类，阴性；2 类，良性发现；3 类，可能是良性发现，建议短期随访；4 类，可疑恶性，要结合活检；5 类，高度可以恶性，临床用采取适当干预治疗或活检；6 类，经病理证实为恶性。

正常致密型乳腺见图 8-1-1。

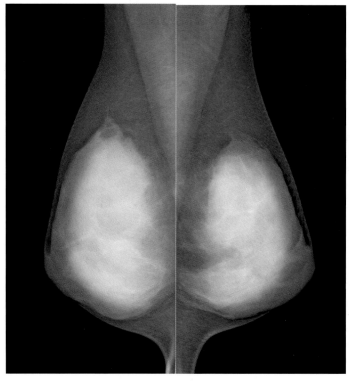

图 8-1-1 致密型乳腺

双侧乳腺呈致密型腺体。乳内腺体呈片状阴影，双乳未见明显肿块及钙化，乳头及皮肤未见明显异常。双侧腋下未见淋巴结影。

正常脂肪型乳腺见图 8-1-2。

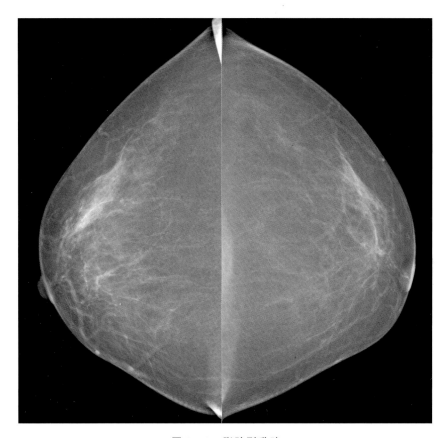

图 8-1-2　脂肪型乳腺

双侧乳腺呈脂肪型腺体。乳内可见索条状影，双乳未见明显肿块及钙化，乳头及皮肤未见明显异常。双侧腋下未见淋巴结影。

提示：乳腺腺体类型；乳腺内有无肿块及钙化；腋窝有无淋巴结及副乳。

▦▦▦ 第二节　乳腺常见疾病 ▦▦▦

一、急性乳腺炎

【临床线索】

急性乳腺炎好发于哺乳期妇女，因其有典型的临床表现，很少行 X 线检查，临床医师亦可做出正确诊断。在乳腺 X 线检查中需对乳房施加一定的压迫，当有急性炎症时，患者常难以耐受此种压迫，增加患者的疼痛，并可能会促使炎症扩散或加重，故对于急性乳腺炎患者应尽量避免行 X 线检查。在少数患者中，为鉴别急性乳腺炎与炎性乳癌而必须做 X 线摄片时，应注意轻施压迫。

【检查方法】

双侧乳腺头尾位（CC）、内外侧斜位（MLO）摄片。

【X线征象】

① 腺体密度增高，边缘模糊不清，血运增加，血管增粗。

② 受累皮肤增厚，皮下脂肪模糊，可见斑片状模糊影或网格影。

③ 有时可形成脓肿，表现为片状或类圆形低、中、等密度影，边界清楚或不清。

④ 腋下可见增大淋巴结。

【报告范例】

病史： 女，30岁，产后2个月，哺乳期，双乳痛2天，局部红肿，发热。

报告示范： 双侧乳腺呈致密型腺体，腺体密度不均匀增高，腺体结构层次不清，边缘模糊。双乳未见明显钙化影，右侧腋下可见多发小淋巴结影（图8-2-1）。

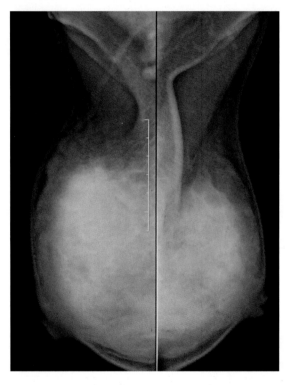

图8-2-1 双侧急性乳腺炎

【报告技巧与提示】

注意腺体类型；乳腺实质内有无脓腔形成；注意皮肤有无增厚；腋窝有无增大淋巴结。

二、乳腺增生

【临床线索】

乳腺增生为女性乳腺的常见疾病，多发生在30～40岁女性，可为单侧或双侧，双乳增生多见。表现为乳腺肿胀和乳腺可触及多发结节，症状常与月经周期有关。因月经前乳腺增生性改变可能加重，因此建议月经后1～2周后进行乳腺钼靶X线摄影检查。

【检查方法】

双侧乳腺头尾位（CC）、内外侧斜位（MLO）摄片，必要时加拍局部点压摄片。

【X线征象】

① 因乳腺增生成分不同而异，通常表现为乳腺内局限性或弥漫性片状、棉絮状或大小不等的结节状影，边界不清，少数可形成肿块样致密影，但缺乏锐利的边缘。

② 钙化较常见，大小从勉强能辨认的细小钙化点至 2～4mm 直径，轮廓多光滑，分布广泛且散在，此特点有助于与恶性钙化区别，若钙化较局限而密集，则易被误认为恶性钙化。

③ 小乳管高度扩张形成囊肿时，囊肿在 X 线上表现为大小不等的圆形或卵圆形影，密度与腺体密度接近，边缘光滑锐利。

【报告范例】

病史：女性，51 岁，右乳胀痛半年。

报告示范：双侧乳腺呈多量腺体型。双乳腺内可见片状、结节状高密度影，右乳上象限腺体后方可见结节状稍高密度影，头尾位未见确切显示。双乳未见钙化灶，乳头及皮肤未见明显异常。右侧腋下可见小淋巴结影（图 8-2-2）。

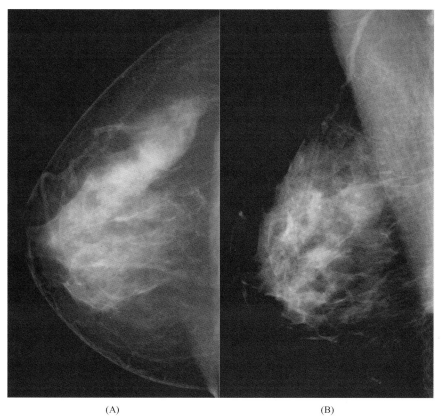

(A)　　　　　　　　　　　　　　　(B)

图 8-2-2　右侧乳腺增生

【报告技巧与提示】

腺体类型；腺体内密度是否均匀，有无结节及肿块影；注意观察有无钙化；腋窝有无淋巴结及腺体。

三、乳腺纤维腺瘤

【临床线索】

乳腺纤维腺瘤是最常见的乳腺良性肿瘤，是由乳腺纤维组织和腺管两种成分增生共同构成的良性肿瘤。纤维腺瘤的发生与乳腺组织对雌激素的反应过强有关。临床症状多为偶然发现的乳腺肿块，多不伴疼痛及其他不适，少数可有轻度疼痛，为阵发性或偶发性，或在月经期明显。触诊时多为类圆形肿块，表面光滑，质地韧，活动度好，与皮肤无粘连。

【检查方法】

双侧乳腺头尾位（CC）、内外侧斜位（MLO）摄片，必要时加拍局部点压摄片。

【X线征象】

① 纤维腺瘤通常表现为圆形或卵圆形肿块，亦可呈分叶状，直径多为 1～3cm，边缘光滑整齐，密度近似或稍高于正常腺体密度。

② 肿块周围可有薄层晕环，为被推压的周围脂肪组织。

③ 可见钙化，钙化可位于肿块的边缘部分或中心，多呈粗颗粒状、树枝状或斑点状，钙化可逐渐发展、相互融合成为大块状钙化，占据肿块的大部或全部。

④ 若纤维腺瘤内发生囊变，则可在肿块影内出现不规则透亮区。

【报告范例】

病史：女患者，39 岁，体检发现左乳肿物。

报告示范：双乳呈多量腺体型。左乳腺体内可见斑片状及索条状影，左乳外上象限可见小结节状致密影，其内伴不规则钙化，大小约 0.9cm×0.7cm，局部边界显示欠清。左乳内可见散在点状钙化。右乳未见明显肿块及钙化影。双侧乳头及皮肤未见异常。双侧腋窝未见淋巴结影（图 8-2-3）。

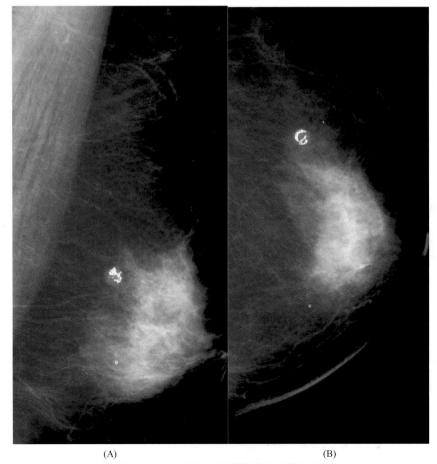

(A)   (B)

图 8-2-3 左乳外上象限纤维腺瘤伴钙化

【报告技巧与提示】

注意肿物的大小、边界；纤维腺瘤可见晕征；纤维腺瘤有时可伴钙化或囊变。

四、乳腺癌

【临床线索】

乳腺癌好发于绝经前后的 40～60 岁妇女，临床症状常为乳房肿块，伴或不伴疼痛，也可有乳头回缩、乳头溢血等。肿瘤广泛浸润时可出现乳腺质地坚硬、固定，腋窝及锁骨上可触及肿大的淋巴结。乳腺癌常见的病理类型有浸润性导管癌、浸润性小叶癌、黏液腺癌、髓样癌以及导管原位癌等，其中以浸润性导管癌最为常见。

【检查方法】

双侧乳腺头尾位（CC）、内外侧斜位（MLO）摄片，必要时加拍特殊体位。

【X 线征象】

① 乳腺癌常表现为腺体内高密度肿块，分叶状，边缘模糊不清，可见毛刺形成，有时病变周围可见较宽大晕环，常为肿瘤向周围组织侵犯所致；乳腺癌有时可表现为腺体内局部不对称致密影（FAD），或仅表现为局部腺体结构牵拉、扭曲。

② 乳腺 X 线钼靶检查通常可发现病变内的恶性微细钙化，多呈集簇状、线性、节段性或区域性分布，浓淡不均，钙化形态可为细小颗粒状、杆状、分支状或不规则形等，对微细钙化的高敏感度是乳腺钼靶 X 线检查用于乳腺癌筛查及诊断的一大优势。

③ 乳腺癌对周围结构的侵犯还可导致相应的 X 线表现。侵犯皮肤及皮下脂肪时，可出

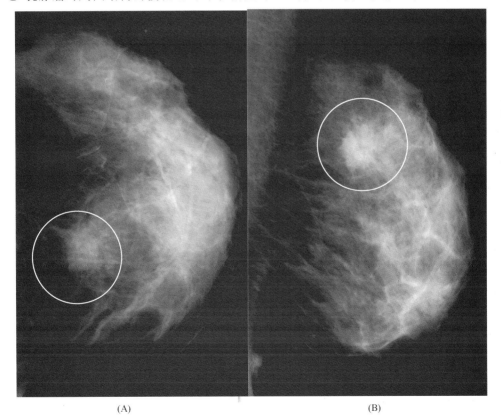

(A)　　　　　　　　　　　　　　　　(B)

图 8-2-4　左侧乳腺癌

现皮肤增厚、凹陷，皮下脂肪内可见网格或索条影，也可见增粗的 Cooper 韧带；累及大导管时可见乳头下导管增粗，密度增高、边缘粗糙，称"大导管"征，还可引起乳头牵拉、回缩。

④ 腋下淋巴结肿大是乳腺癌淋巴结转移所致，表现为腋下高密度结节，边缘毛糙，可见毛刺，肿大淋巴结可以相互融合，形成肿块。

【报告范例 1】

病史：女患者，60 岁，左乳自觉无痛性肿物 1 个月。

报告示范：双侧乳腺呈多量腺体型。双侧乳腺内可见斑片状、索条状致密影。左乳内上象限可见不规则形肿物影，大小约 1.8cm×1.6cm，有毛刺，周围可见晕征，其内可见点状钙化。右乳未见明显肿块及钙化。双侧乳头及皮肤未见明显异常。双侧腋窝未见明显肿大淋巴结影（图 8-2-4）。

【报告范例 2】

病史：女患者，52 岁，右乳胀痛 1 年。

报告示范：双侧乳腺呈多量腺体型。双侧乳腺内可见斑片状、索条状致密影。右乳外象限腺体内可见不规则钙化密度影，呈颗粒状、杆状、线状及分支状钙化，大小不等，浓淡不均，呈节段性分布。左乳未见明显肿块及钙化。双侧乳头及皮肤未见明显异常。双侧腋窝未见明显肿大淋巴结影（图 8-2-5）。

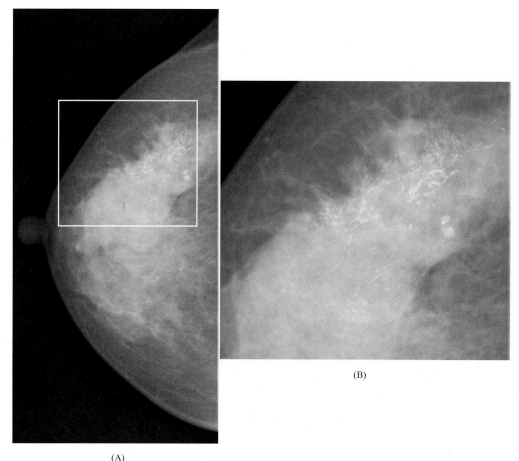

(A)

(B)

图 8-2-5   右侧乳腺癌

【报告技巧与提示】

　　注意有无肿块，肿块的大小、边界、形态；观察钙化形态、分布；注意乳头有无内陷，皮肤有无增厚；腋窝是否有肿大淋巴结。

参 考 文 献

[1] 王书轩，范国光. 影像读片从入门到精通系列——X线读片指南. 第2版. 北京：化学工业出版社. 2013.

[2] 安奇，范国光. 影像读片入门必备系列——骨关节磁共振解剖图谱. 北京：化学工业出版社. 2012.

[3] 安奇，范国光. 影像读片入门必备系列——胸部影像解剖图谱. 北京：化学工业出版社. 2012.

[4] 白人驹，张雪林. 医学影像诊断学. 第3版. 北京：人民卫生出版社. 2010.

[5] [美] 艾森伯格主编. 临床影像鉴别诊断图谱. 第5版. 王滨主译. 北京：科学出版社. 2012.